医方 拾遗·贰

临证二十年随笔

田丰辉 编著

中国科学技术出版社

·北京·

图书在版编目（CIP）数据

医方拾遗·贰，临证二十年随笔 / 田丰辉编著. 一北京：中国科学技术出版社，2020.3
ISBN 978-7-5046-8519-3

Ⅰ．①医… Ⅱ．①田… Ⅲ．①中医临床－经验－中国－现代 Ⅳ．① R249.7

中国版本图书馆 CIP 数据核字（2020）第 018702 号

策划编辑	焦健姿　刘　阳	
责任编辑	孙　超	
装帧设计	华图文轩	
责任印制	李晓霖	

出　　版	中国科学技术出版社
发　　行	中国科学技术出版社有限公司发行部
地　　址	北京市海淀区中关村南大街 16 号
邮　　编	100081
发行电话	010-62173865
传　　真	010-62179148
网　　址	http：//www.cspbooks.com.cn

开　　本	710mm×1000mm　1/16
字　　数	181 千字
印　　张	12.25
版　　次	2020 年 3 月第 1 版
印　　次	2020 年 3 月第 1 次印刷
印　　刷	北京威远印刷有限公司
书　　号	ISBN 978-7-5046-8519-3 / R · 2479
定　　价	35.00 元

（凡购买本社图书，如有缺页、倒页、脱页者，本社发行部负责调换）

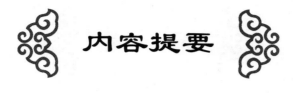

内容提要

　　本书阐述了笔者数十年行医之心法，并配有大量医案以验证其医学心法与临证思路。编者从理法方药、方药运用、临床心得、中医药在病房中的运用等四个方面，详细介绍了其在临床实践中对方药的使用方法及疗效观察的心得，提供了30多个处方的用药经验及用药思路、10多种急慢性病的中药治疗及编者经多年临床实践总结出的取材方便、效验价廉的经验方，还介绍了学习中医与提高医术的方法。本书内容丰富、语言通俗、理法方药兼备，实为研习中医之佳作，适合广大中医临床工作者及中医爱好者参考阅读。

前　言

　　自《医方拾遗：一位基层中医师的临床经验》出版后，得到诸多中医同仁、朋友、患者的好评，这给了我继续写下去的理由和动力。如果说《医方拾遗：一位基层中医师的临床经验》是一本我在四川南充农村行医多年的回忆录，那么您现在手上捧着的这本书，既有在藏区为百姓诊治疾病的真实记录，又有我临证二十多年对中医的理解与感悟、对自身经验的归纳总结，以及对前作《医方拾遗：一位基层中医师的临床经验》中部分内容的补充与阐释。

　　2015 年，我开始收集整理临床病案，将《伤寒论》《金匮要略》《温病条辨》等诸多名著的学习心得、拜师访友的收获及感悟记录下来，但因诸事烦扰一度搁置了学习记录，之后在诸多朋友的鼓励下，我才又断断续续地开始整理、记录。

　　要写一本值得一读的书，特别是关乎生命健康的书，必须要严格要求。要准确、真实地记录每个病例，对于观点和看法的阐释、病例的辨证分析、遣方用药的精微之处，都要在脑海中经过多次思考，而将这些思考与想法转换为文字时，更需要清晰和深刻的思索，因为这些文字要出版发行于世且经久流传下去。

　　中医药为人类预防和治疗疾病做出了巨大贡献，中医药书籍对中医药文化的传承功不可没。作为基层医生，我每天接触得最多的就是患者，彼此间亦师亦友，于临床启迪颇深，遂将二十多年的临证经验以随笔的形式记录下来。我的同事朋友、中医在校学子、临床医生、中医爱好者或久病的患者，手捧此书，细细读来，相信定能从中获得不少收获与感悟。

　　书是人类用来交流感情、获取知识、传承经验的重要工具，医学图书更是如此，且关系到人类健康与疾苦。对于本书的出版，我很谨慎，甚至有些战战兢兢，唯恐有谬误、疏漏之处，学术观点百花争鸣，祈望同仁诸君不吝赐教，至感至谢！

田丰辉
于圣城

医方拾遗·贰
临证二十年随笔

理法方药 · 方药运用 · 临床心得 · 中医药在病房中的运用

001　第一讲　理法方药

此讲以中医学理论为基础，结合笔者的临床经验，阐述了中医治疗疾病需要熟练掌握中医学理论、通晓诊治疾病的观点。虽为讲述理法，但紧密结合临床，为临床工作者提供了更多的临床思路和处理疾病的方法。

040 第二讲　方药运用

临床医师处方用药必有思路，这个思路就是我们常说的辨证论治。此讲皆为论方议案，或为医案医话，或为经方，或为时方，或经方与时方相结合。笔者将经方、时方贯穿在经典病案之中，每篇文章读来必有所获。

109　第三讲　临床心得

　　此讲是笔者对近年来临床经验的总结，有经方、时方和自拟方，特别是对经方温阳法则的总结，从中可体会到笔者运用四逆汤、麻黄附子细辛汤之娴熟，以及笔者遵仲景之精神、扬"火神派"之法则的学术思想。

(165)　第四讲　中医药在病房中的运用

　　此讲记录了笔者运用中医药治疗一些急慢性疾病的情况，多为经西医治疗后效果不明显，才进行中医药治疗，且临床多取得满意疗效的疾病。这些病案可给中医院校的学生及临床中医师提供一些思路和帮助。

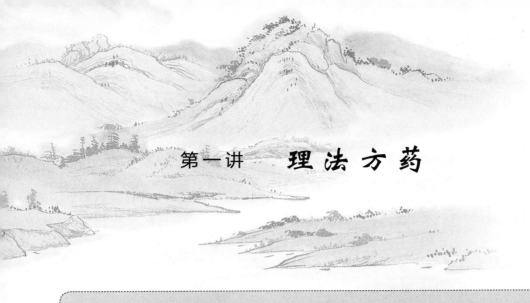

第一讲　理法方药

此讲以中医学理论为基础，结合笔者的临床经验，阐述了中医治疗疾病需要熟练掌握中医学理论、通晓诊治疾病的观点。虽为讲述理法，但紧密结合临床，为临床工作者提供了更多的临床思路和处理疾病的方法。

不忘初心，矢志不渝得始终

人类从原始社会到文明社会，经历了数千年之久，人们自始至终都在探索生命，当我们的先祖发现疾病是导致死亡、影响生命质量的主要原因后，便苦苦探索。数千年前，我们的先辈们，在目睹自己的亲人被病痛所折磨，或是自己身患重病而绝望至极的环境下，用他们智慧的头脑、睿智的目光，从生活中总结出一种独特的医学——中医学。中医学的诞生，为人们的保健事业和中华民族的繁衍昌盛做出了巨大的贡献，是我国优秀文化的一个重要组成部分，更成为"四大国粹"之一。

从我国目前的文献记载来看，《黄帝内经》对春秋战国至秦汉时期以前的中医针灸、医疗经验进行了较为全面、系统的总结。此书的问世，是中医学的基础理论和针灸理论形成的标志，为后世的中医药发展和针灸的发展奠定了坚实的基础，这些理论原则和方法至今依然指导着人们的医疗实践，在实践中不断地被验证并发展，迸发着强大的生命力。此书不但推动了中医学的发展，并且丰富和提高了哲学理论，如对阴阳五行、气、天人关系、形神关系等进行了深入探讨。

汉代是我国中医学显著进步与发展的时期，建安三神医华佗、张仲景、董奉就是东汉时期著名的医学家。张仲景《伤寒杂病论》的问世，为当时人们的健康保驾护航，从后来的历代医家对《伤寒杂病论》的传抄、译释、医案以及评论来看，此书确实为以后各朝各代人们的健康保健事业做出了不可磨灭的功勋。

其后的两千余年来，中医学通过历代劳动人民的不懈努力，不管是在理论上还是在临床实践中，皆日臻完善，这种完善与成熟，皆离不开历朝历代的中医学家们，有耳熟能详的，也有隐姓埋名而不闻名于世的，有著书立说而流传千古的，也有口口相传隐居世外的，他们为中医的发扬与传承做出了卓越的功勋。或感冒、发热、咳嗽，或腹痛、腹泻、恶心呕吐等常见疾病，或被古人称为四大疑难病证的风、痨、臌、膈，在历代医家的医案中均有论述，这些朴实的理论、翔实的医案，为传承、发展中医，起到了巨大的作用。

近代临床医家更是数不胜数，呈现出百花齐放、百家争鸣之势。尤其在西医学进入中国后，这些中医临床医家们为中医的发展与传承做出了巨大贡献，也才有了我们今天更好地运用中医治疗疾病的法则。

在这个利益至上的时代，很多同仁参加执业药师考试以此多一份收入，或改行做西医以满足就业和待遇问题，这种逐利之举当然也是生活所迫。笔者也不例外，在西医内科住院部工作了7年，但在这段时间里，笔者仍坚持学习中医，《伤寒论》《金匮要略》令笔者爱不释手，临床工作中笔者经常用中医中药为患者治疗，以减轻患者痛苦、缩短住院时间、减少患者的医药费用。"不忘初心，方得始终"乃笔者当时的真实写照。

本着传承中医，用中医药更好地为百姓服务的宗旨，2016年笔者离开医院，在林芝市开办了一家中西医结合诊所，在短短一年的经营中，笔者使中医得到了百姓的认可。

2017 年 7 月，《中医药法》的出台，给中医人带来了春天，笔者此时谋生出一个想法，就是要开办一家纯中医诊所，用纯中医为百姓治病。经历诸多周折后，2018 年年底，在与朋友的共同努力下，笔者的第一家中医诊所在拉萨成功开办。虽然曾有很多朋友劝阻笔者说，单纯开办中医诊所收益甚微，但笔者仍坚守中医梦，怀揣着一个朴实的想法，就是要通过中医来治疗除常见疾病之外的诸多疑难杂病。

如今走在中医的道路上，笔者无怨无悔。笔者除了每天用中医中药治疗疾病外，下班后会将一天治疗疾病的收获、感悟记录下来，这也算是对中医的传承尽一分微薄之力吧！

作为中国人，我们应该比世界上任何国家的人更有理由读懂中医。读懂了中医，会领略炎黄先帝们的智慧与才学；读懂了中医，会感悟到人类生命的可贵与不易；读懂了中医，会体会自然与生命息息相关；读懂了中医，我们的身体将会更加健康、思维会更加开阔、心灵会更加宁静、人生会更加精彩！

千年一问，中医真有秘方吗

笔者初学中医之时，总盼望师父能直接授予自己无数的秘方、经验方、特效方，将毕生所学全部传授给自己，并希望以此为捷径直接步入医学的殿堂，然后愈人无数。这种近乎天真的想法影响了笔者很多年，笔者甚至把一些偏方、验方、古方抄写下来，积攒成厚厚的好几本笔记，而没有认真阅读《方剂学》《中医基础理论》《中药学》《伤寒论》《金匮要略》《医宗金鉴》。临床开方用药时，脑子里总是一片茫然和空白，并且最终得来的是临床显效甚微的结果。笔者很迷茫，于是便开始反省自己的学习方法是否正确，因此才有了今天的总结，在此与同仁诸君分享。

所谓秘方，笔者认为就是一个处方，对于治疗某种疾病的某个证型有很好的疗效，而后秘不示人。为什么会有这些秘方的出现，究其根本原因，是中医有门派之别、学术之争，并且思想保守、故步自封，拥有"秘方"即可维持生计，所以不将自己的经验传于外人。正因为秘方的神秘，才使得众多中医学子于冥冥中苦苦追寻，并为之乐此不疲。正如孙思邈于《千金要方》中云："江南诸师秘仲景要方不传。"可知仲景方曾被人认为是秘方，若仲景的方书不公之于世，肯定会是一本"医林秘籍""葵花宝典"，令世人敬仰而又望洋兴叹。

秘方虽效，但非一方通用。如仲景的芍药甘草汤治疗阴血亏虚之足转筋有特效，但若遇到湿脚气所导致的足胫肿重无力、麻木冷痛、挛急上冲等症状的鸡鸣散证，再用此方则效果不显；再如酸枣仁汤治疗失眠效果非常好，但仲景又用黄连阿胶汤治疗"少阴病，得之二三日，心中烦，不得卧"的失眠；再后来治疗心脾两虚的归脾汤、治疗痰热内扰的加味温胆汤、治疗心胆气虚的安神定志丸等亦为治疗失眠做出了不可磨灭的功勋；还有射干麻黄汤治疗"咳而上气，喉中有水鸡声"的寒哮效果很好，但遇到气粗息涌，喉中哮鸣，伴见痰黄黏稠的热哮，就应当选用定喘汤治疗。因此，任何方剂都有其适应证和禁忌证。有人用止嗽散治愈了不同症型的咳嗽，就视本方为秘方，认为所有咳嗽疾病都可以用此方治疗，这样对吗？有人用桑菊饮治疗了很多例咳嗽患者，就认为凡是咳嗽都可以用此方治疗，这样能行吗？其实用某方治愈了某种疾病，医者可以从中学如何诊断疾病，如何辨证，如何选方用药，但只记住某一个方剂是远远不能解决临床复杂多变的疾病的。在《成方切用》的序言中有一句很经典的话，"《内经》，医之奥旨也。诸方，医之粗迹也。近代时医，相率以方授受，而求经论者无之。舍奥旨而务粗迹，安望其术之神良乎"。正如老子在《道德经》中云："授人以鱼，不如授之以渔，授人以鱼只救一时之及，授人以渔则可解一生之需。"送给别人鱼，不如教给他捕鱼的方法。与其给他现成的东西不如教会他如何去做，这才是解决困难的根本方法。因此，作为一名中医师，绝不能认为执一秘方就能当好医生，这是医者当戒的。

对于治疗一种疾病，应用多个处方，肯定有好处，至少多一种临床思路，多一个解决问题的方法。当代国医大师熊继柏先生曾经要求他的学生背方剂不少于 500 首。这种记住了方就记住了药，记住了方就记住了症状，也就记住了这个方相对应的证型，实为临床可贵的学习方法，甚至有人提出的"汤方辨证"就是根据这个思路来的。正如程文囿说："人之所病病疾多，医之所病病道少。"这是客观看待秘方的观点，既然为秘方，它肯定在某一个阶段治疗某一疾病的某种证型时，有成功的案例。笔者曾遇到过一个疑难病例，但并非用秘方治疗，笔者也没有秘方。

某男，35 岁，经商。经常熬夜工作，初夏，突患头昏、头痛，头不能旋转仰望，身有微热，午后为甚。前医用辛凉解肌之剂，症状不能缓解，又用宣通肺、淡渗之法治疗，仍不见效，病情日趋严重，卧床不起，高热不退，时有谵语、扬手掷足、心烦不安，请笔者诊治。病程已经月余，问其症，谵妄怫结，诊其脉，散乱无根，患者卧床不起，欲卧不得卧，欲眠不得眠，意欲食而不得食，昏昏沉沉，六经辨证，既无经络可辨，又无邪气可察。《金匮要略》载："百合病者，百脉一宗，悉致其病也。意欲食，复不能食，常默然，欲卧不能卧，欲行不能行，饮食或有美时，或有不用闻食臭时，如寒无寒，如热无热，口苦，小便赤，诸药不能治；得药则剧吐利，如有神识之疾，而身形如和，其脉微数。"当即诊断为百合病，百合病发汗后者，百合知母汤主之，故用百合 60 克，知母 18 克。方中百合润肺生津，知母滋阴润燥，共奏清心除烦、退热之功。服药后，一剂而病减，食欲增加，二剂而热势全消，后给予养胃健脾之药以善其后。

对于百合病，临床上很少见，此患者是笔者行医以来治疗的唯一一例。岳美中先生在《岳美中论医集》中提到的"专病专证专方专药"这个概念，这也算是对秘方、经验方、特效方的诠释，但我们在运用这些处方时，应该遵循中医学的辨证论治。否则用这些方就是盲目的、随机的，甚至心无定见，即使有效也是偶然的。正如《瑞竹堂经验方·序》载："人有恒言，看方三年，无病可治，治病三年，无药可疗，斯言何谓也？谓病之有方不难，而方之有验为难也。"我们中医工作者，不能夸大某些方剂的适应证，诸如包治、断根、家传之类，这些都是现代某些学者攻击中医学、攻击中医方剂经不起反复验证的把柄。

诚如费伯雄在《医醇賸义·自序》中载："天下无神奇之法，只有平淡之法，平淡之极，乃为神奇；否则眩异标新，用违其度，欲求近效，反速危亡，不和不缓故也。"

中医真有秘方吗？上面的这些话应该是最好地诠释了。

勤奋苦读，学医无捷径可寻

基层医生多为全科医生，接触的患者多、病种多、病情复杂，要在几分钟之内做出准确的判断，是一件不容易的事，这就要求医生有敏捷的临床思维，犀利的洞察疾病的眼光和能力，扎实的理论基础知识，丰富的临床经验。

笔者曾遇见一藏族男性，56 岁。诉前一晚因食用西瓜后，半夜即感胃脘部疼痛，呕吐 1 次，无腹泻，来门诊就诊时见胃脘部呈持续性闷痛，伴出汗，一派痛苦面容，自认为急性胃炎，要求输液治疗。见患者如此痛苦，首先考虑并非是单纯的胃炎，从患者的年龄、发病部位及临床表现分析，考虑为心脏疾病，立即做心电图提示，ST 段无抬高，T 波倒置。追问病史，患者平素有高血压病史，无心绞痛、胃痛病史，建议患者住院治疗，患者同意，住院后查心肌酶明显升高，考虑为急性冠状动脉综合征，西医给予扩张冠状动脉等治疗，好转后出院。此患者很容易被误诊，按仲景先生的立论，应为寒邪损伤心阳，阴寒之气逼满阳位的病症，虽无心痛彻背、背痛彻心的典型表现，但理中汤或乌头赤石脂丸应该是对证之药。

病案

某女，藏族，32岁。主诉咳嗽2周，继续问之，以干咳为主，咽痒即咳嗽，咳较甚时有少许白色黏痰咳出后即好转，日夜咳嗽皆甚，伴轻微口干，无恶寒发热、头痛、鼻塞流涕、咽痛、喘息、胸痛等不适症状。患者曾在外诊所经输液和口服药物治疗（具体药名不详），效果欠佳，此次就诊要求继续输液治疗，了解病情后，劝其服用中药治疗，患者勉强接受。察舌上无苔，脉浮数。首先辨别是外感咳嗽还是内伤咳嗽，患者起病急，病程短，素无咳嗽咳痰宿疾，故可知为外感咳嗽。外感咳嗽又以风寒、风热、燥邪为患居多，导致肺气壅遏不畅，宣降失司，故而咳嗽，患者无痰，咽痒，口干，可知为燥邪犯肺的咳嗽。

拟：桑杏汤加味。

处方：桑叶15克，杏仁15克，北沙参15克，栀子10克，豆豉10克，川贝10克，前胡15克，枇杷叶15克，僵蚕15克，大力子15克，蝉蜕10克，桔梗15克，甘草10克。

自加1个梨子皮，患者服药3剂，咳嗽频率明显减少，前方见效，继续服用5剂，咳嗽痊愈。

病案

患儿，5岁。患儿无诱因出现颈部强痛不适1天，转动不灵活，伴有轻微疼痛，无畏寒发热、头痛、咽痛、咳嗽等不适。察舌质红，舌苔薄白，脉浮紧。

拟：葛根汤加味。

处方：葛根15克，麻黄6克，桂枝10克，白芍10克，生姜15克，大枣10克，炙甘草5克，防风6克。3剂。

每次服用80毫升，每日3次，患儿服用1天症状明显好转，共服药3

天则愈。此患儿感受致病原因不明确，但起病较急，颈部不舒，《伤寒论》载："太阳病，项背强几几，无汗，恶风者，葛根汤主之。"故以此方治疗取效。

⊙病案⊙

患儿，女，8个月。腹泻半个月，精神食欲均可，大便每日3～4次，呈蛋花样，偶有绿色大便，带有泡沫状，余无所苦。

处方：荆芥3克，葛根9克，山楂9克，麦芽9克，神曲9克，鸡内金9克，茯苓9克，车前子5克，炙甘草2克。

患儿1剂药后，大便成形而愈。

小儿腹泻，多为食积挟风，治疗多以荆芥、葛根祛风；山楂、神曲、麦芽、鸡内金消食化积；车前子、茯苓、炙甘草健脾渗湿止泻。笔者治疗小儿腹泻，常用处方：荆芥6克，葛根12克，防风6克，茯苓12克，白术9克，车前子9克，山楂10克，神曲9克，麦芽9克，鸡内金9克，炙甘草3克。正如丁甘仁先生云："此风邪从脐而入肠胃，夹滞交阻，中土不运，清浊不分也。"若有湿热而见舌苔黄腻者，仿葛根芩连汤之意与本方加味治疗。

⊙病案⊙

刘某，女，29岁，汉族，已婚。自诉鼻塞伴咽痒有痰1周。患者1周前感冒后出现鼻塞、流清涕，伴咽痒，轻微咳嗽，咳少量黄色黏痰，未服药治疗，只是多饮水，注意防寒保暖，1周后上述症状无好转。舌质淡红，舌苔薄黄，舌体胖大。

拟：双解汤加减。

处方：麻黄10克，荆芥10克，薄荷10克，防风10克，栀子10克，连翘15克，石膏30克，黄芩10克，桔梗10克，前胡10克，杏仁10克，僵蚕10克，蝉蜕10克，炙甘草6克。

患者服药后仍有鼻塞不适，咽痒咳痰稍有好转，于上方加苍耳子10克、辛夷15克，患者服药1周后复诊，上述症状明显改善，再以上方服用1周，诸症得愈。

总之，接诊患者后，首先要询问患者主诉，主诉是患者此次前来就诊需要解决的主要问题，围绕主诉继续询问有何伴随症状。问诊内容多参考十问歌的顺序，再结合舌苔、脉象，将患者的所有症状综合分析，再结合自己的临床经验，用脏腑辨证，或六经辨证，或卫气营血辨证等方法。有些医生擅长脏腑辨证而选方用药多以时方为主，有些医生擅长六经辨证而喜用经方，有些医生擅长卫气营血辨证而多以温病方治疗，或有些疾病证型简单，用自拟方亦可。这就出现了同样疾病的同种证型，不同的医生有不同的处方，但笔者认为其处方用药的基本原则是一致的，经验丰富的临床医生，多以自己常用的一些处方，于加减上相应变化，来应对许多疾病。当然这需要多年的临床积累才能做到，对于初入临床的中医学子，最好还是运用常法，多年以后，你就会发现，选择医学专业，你就注定要终身孜孜不倦，苦读医学书籍，同时你也会发现学医没有捷径。正如笔者初学医时，老师经常叮嘱的一句话："医生要活到老学到老。"

中医之悟，学而不思则罔也

学习中医讲究一个"悟"字，悟性好，当为学好中医之前提。悟性，其意为对事物理解、分析、感悟、觉悟的能力。出自宋代赵师秀的《送汤千》。提高悟性的关键在于如何悟，悟性高的人通常都是将自己的体会和感受融合其中，获得属于自己的东西。笔者认为"悟"，就是思考，正如孔子曰："学而不思则罔，思而不学则殆。"笔者就"悟"，谈谈自己学习中医的体会。

初读《金匮要略》"肾着之病，其人身体重，腰中冷，如坐水中，形如水状，反不渴，小便自利，饮食如故，病属下焦，身劳汗出，衣里冷湿，久久得之，腰以下冷痛，腹重如带五千钱，甘姜苓术汤主之。"笔者觉得此方剂治疗腰部冷痛有些不合适，第一印象就是没有一味药物走腰间，没有一味药物温肾，没有一味药物治疗腰痛。此处腰痛，仲景将其命名为肾着病，《备急千金要方》将此方直接命名为肾着汤。肾着的病因为寒湿之邪外袭，痹着腰部所致，治疗寒湿腰痛的药物有独活、寄生、五加皮、附子等，为何不用这些药物呢？笔者百思不得其解。细细读来，仔细体会，反复思考，甘姜苓术汤实为苓桂术甘汤之变方。苓桂术甘汤为治疗水湿痰饮的首选方剂，在六淫邪气中没有提到水邪，而刘渡舟先生在《伤寒论临证指要》一书中提到水邪致病的病因、病机、症状和治疗，主要以苓桂剂为主加减。刘老提到水邪上犯清窍之眩晕，水邪凌心的心悸胸闷气短，水邪侵于肠间的肠声辘辘的腹泻，水邪着于下肢的水肿，而刘老没有提到水邪着于腰部的机制。笔者想此处之腰痛，应该为水邪寒湿阻遏腰部经脉之阳气，阳气痹阻，经络不通，故有疼痛，且以冷痛、重着为主要表现，伴有舌苔白滑的水湿表现，其基本病因应该为脾阳虚所致。原文中的"如坐水中""形如水中""腰重如带五千钱"这些描述就是水湿之邪痹阻腰部经络的症状，故以苓桂术甘汤去桂枝，加干姜温中散寒，茯苓、白术健脾渗湿。这种以中焦脾阳虚弱，水湿寒邪为其病因，辐射到头部、肺、心、肠胃、腰、下阴、下肢的病理机制，以苓桂剂为首选加减的方剂，是治本之法，治根之源。

病案

某男，50岁。患者腰痛5年之久，伴头晕目眩，下肢坠胀，腰中寒冷如坐水中，项背强痛，不能仰俯，食欲精神尚可，望其颜面苍白，小便无异常变化，脉沉细而濡。曾服多种补肾强腰之药，均乏效。腰乃肾之府，仰俯不能是肾虚之由，但肾虚又有阴阳之分，从患者症状脉象分析，属于寒湿困犯，寒湿困犯的病因在脾阳虚，脾虚不能运化水湿，水湿之邪着于带脉，影响太阳经输不利，故项背强痛，腰痛绵绵，水湿之邪上犯清窍，头晕目眩。

拟：肾着汤加味。

处方：狗脊18克，茯苓30克，白术12克，干姜12克，附子（先煎）12克，杜仲18克，薏苡仁20克，葛根15克。

患者连服 3 剂，一剂而痛减，二剂腰部舒适，三剂而愈，至今未见复发。

肾着汤为燥湿行水之妙方，加附子，助干姜以温脾肾之阳；杜仲燥补命门之火而定腰痛；狗脊补肝肾、强腰足以除湿；薏苡仁除湿以定痛；葛根通达阳明以利太阳经输。诸药合用，共奏健脾渗湿、强腰足、壮筋骨、舒筋活络、温阳之功。

笔者临床治疗寒湿腰痛、冷痛较盛者，常用肾着汤与麻黄附子细辛汤加味治疗，再参以李可先生的肾十味加减，效果非常明显。笔者常用处方：麻黄 10 克，附子 15 克，细辛 6 克，茯苓 30 克，干姜 15 克，白术 15 克，苍术 15 克，杜仲 20 克，怀牛膝 15 克，桑寄生 20 克，狗脊 30 克，补骨脂 15 克，菟丝子 15 克，淫羊藿 30 克，炙甘草 6 克。笔者用此方治疗众多腰痛患者，临床症状以腰部酸痛、隐痛为主，伴有腰部发凉，患者自觉腰部发凉或触摸腰部冰凉，舌质淡，舌边或见齿痕，舌苔薄白，脉沉细者。

◈病案◈

某男，40 岁，已婚，藏族。自诉发现尿蛋白（++）1 年余，曾间断服药治疗，始终尿蛋白（++），行相关检查，未发现原因，来诊时伴腰酸痛，尿中泡沫较多，舌质淡红，舌上无苔，脉沉细。

拟：补中益气汤加减。

处方：党参 15 克，黄芪 30 克，当归 12 克，升麻 8 克，柴胡 8 克，丹参 20 克，芡实 15 克，白术 15 克，山药 15 克，仙茅 10 克，淫羊藿 10 克，山楂 20 克，石韦 15 克，甘草 6 克。

患者服药 2 周，复查尿蛋白（+），患者信心倍增，继续服用上方 1 个月，诸症消失。此处方是毛以林教授在《步入中医之门》一书中介绍的，对治疗因慢性肾炎、肾病综合征等疾病引起的蛋白尿，有较好的疗效。

读书在于学会举一反三，灵活学习、运用他人的知识，然后将知识转换成自己的东西。不管是哪个领域，学习时有所悟，才能有所获。伏尔泰说："书读得越多而不加思考，你就会觉得你知道得很多。而当你读书思考得越多的时候，你就会清楚地看到你知道得还很少。"这就是悟的另一种诠释吧！

中药煎煮，论解表剂煎煮法

笔者实习时，在门诊跟师，老师给某患者开银翘散后，嘱患者将药物煮沸后5分钟即可服用。当时刚出校园，书本上的知识掌握得较多，临床经验较少，总觉得煎煮的时间比较短，5分钟能不能将其有效成分煎煮出来呢？我们一起来看看。

《温病条辨》载："连翘（一两），银花（一两），苦桔梗（六钱），薄荷（六钱），竹叶（四钱），生甘草（五钱），芥穗（四钱），淡豆豉（五钱），牛蒡子（六钱）。上杵为散，每服六钱，鲜苇根汤煎，香气大出，即取服，勿过煎。肺药取轻清，过煎则味浓而入中焦矣。病重者，约二时一服，日三服，夜一服；轻者三时一服，日二服，夜一服；病不解者，作再服。盖肺位最高，药过重，则过病所，少用又有病重药轻之患，故从普济消毒饮时时清扬法。今人亦间有用辛凉法者，多不见效，盖病大药轻之故，一不见效，随改弦易辙，转去转远，即不更张，缓缓延至数日后，必成中下焦证矣。"吴鞠通先生认为，银翘散不能煮得太久，因肺经的药物应该取其轻清之气，如煎煮时间过长，则药味厚而少气，味厚入中焦，气少则不能达于肺经。笔者理解，银翘散所用药物多为叶类、花类、茎类，为轻清上浮之品，虽然也有子类药物，但质地疏松，味芳香，含挥发成分较多，易于煎煮出药汁，这是银翘散不宜久煮的原因之一；但其关键还在于银翘散已经制作成散剂了，即"上杵为散"这四个字当为重点，这种散剂是容易煎煮出药汁的，若过煎则不能起到治疗的效果，也是吴老认为不宜久煎的道理所在。例如，桑菊饮也是《温病条辨》中的汤剂，也是入肺经的方剂，其中也含有较多叶类、花类、茎类、子类的药物，吴老说："水二杯，煮取一杯，日二服。"可想，将2杯水煮成1杯水，肯定需要一定的时间。也就是说，散剂与饮的煎煮时间相差甚远。

试看《伤寒论》中的解表剂，如桂枝汤、麻黄汤、葛根汤、大青龙汤等辛温解表剂，如果不久煎煮，其药汁是不能煎煮出来的。再来看桂枝汤的煎煮法，"上五味，㕮咀三味，以水七升，微火煮取三升"，久煎才能将 7 升水煮成 3 升水，麻黄汤为辛温发汗、宣肺平喘之剂，《伤寒论》载："上四味，以水九升，先煮麻黄，减二升，去上沫，内诸药，煮取二升半，去滓，温服八合。"麻黄要先煮，且其他药物也需煎煮较长时间。而《方剂学》对银翘散的煎煮法进行了这样的概括"香气大出，即取服，勿过煎。肺药取轻清，过煎则味浓而入中焦矣"，并视为解表剂煎煮火候的通则，现在很多医生遵循此通则来煎煮药物。笔者认为，此说实为理论与实践的脱节，有断章取义、闭门造车之意。且书中并未言及煎煮药物的具体时间，若真是这样，实有不妥。临床若遇到需要煎煮的散剂，最好不要久煎，如《温病条辨》中的银翘散。但现在很少有需要煎煮的散剂，笔者临床上将银翘散、桑菊饮一类的方剂，开成汤药后，会嘱患者煮开后再用文火煎煮 20 ~ 30 分钟，这样效果理想。试想，现在从药房买回来的药物，均是干燥品，若不长时间煎煮，无法取出药汁，肯定达不到治疗的效果。由此可知，解表剂不宜久煎，是针对已经制成散剂的药物而言，且解表剂不宜久煎，更不能作为解表剂煎煮法的通则。

故，医者煎煮药物应灵活，开具医嘱要正确交代，方不至影响临床疗效。更不能闭门造车，造成理论与实践的脱节，给年轻医生作错误的指导。

千年中医，中医药功过是非

笔者曾看过"大陆中草药肝损害调查"一文，文中谈到了中草药对肝脏的损伤，并以何首乌为例，论述了单味何首乌对肝脏的损害，以及肝脏损害患者的死亡。读此文章后笔者陷入了沉思，难道中医中药真的如文中所言，不能治病，反而致病吗？

笔者同事也曾问过笔者关于中药是否对肝脏有毒性的问题，笔者在此进行分析。

首先，必须明确，有些中药，特别是单味中草药对肝脏有毒性损害，不应忽视。如大家熟知的关木通具有肾毒性，不过临床上也有用其治疗慢性肾炎患者的经验，但多用川木通，成都名医王静安先生就有此类病案。

笔者认为，单味药物对肝肾功能有损伤，是一种较为片面的理解，因为中医方剂多为复方制剂，很少产生毒副作用，如同西药的抗结核药物与保肝药物同时运用，可减轻肝毒性。我们的先贤之所以留下许许多多经典的处方，是因为这些方剂历经了千年的使用，没有发现毒副作用，且能增强其治疗疾病的疗效。如小柴胡汤、六味地黄丸等方剂，可能用实验室的方法，会发现哪一味药物对身体有损害，但在复方制剂中不表现出来。正如《神农本草经·名例》载："上药一百二十种，为君，主养命以应天，无毒。多服、久服不伤人。欲轻身益气，不老延年者，本上经。中药一百二十种，为臣，主养性以应人。无毒有毒，斟酌其宜。欲遏病补虚羸者，本中经。下药，一百二十五种，为佐使。主治病以应地。多毒，不可久服。欲除寒热邪气、破积聚、愈疾者，本下经。"这就是中医药的魅力所在。

我们常常看到《中医基础理论》《中药学》中有这样的词汇，"苦寒伤胃""劫伤阴虚""耗伤津液""耗气伤阴""中满者忌甘"，以及升散药不宜用于阴虚火旺和肝阳上亢之人等理论，笔者觉得这些理论的提出，能更好地指导临床用药，从而很好地避免药物对身体的损害，但古代没有肝肾功能损害之说，因此古人用中医理论指导用药，这么完美的理论，文章中却说中医没有标准指导用药。

那为什么这篇文章的调查，指出中草药对于肝脏有如此严重的损害，并且是导致中国药物性肝损伤的第二大原因呢？我想究其原因有以下几点。

①效益当先。现在的很多中医师不辨患者的寒热虚实，不视患者的胖瘦轻重，不管患者的禀赋是否充足，不问患者的既往史，皆开出大堆药物，以经济效益为中心。

②过度用药。在中医行业里，甚至在百姓的思维中，觉得现在的中药治疗疾病的效果不好，其原因是药物大多为人工种植，于是医者开方时加大剂

量，认为这样治病很稳妥，其实是对机体的损害，更是对药物的浪费。

③患者不遵医嘱。有些患者的疾病已经痊愈，但仍自行守方服用药物，不问身体体质如何；有些患者当天开回去的处方，几日后才服用，或许病情已发生变化，再服此方不但没有效果，甚至会延误病情。

笔者曾治疗一个 7 岁的小孩，患儿咳嗽半个月来诊，咳黄色黏痰，口干，出汗，舌质红，舌苔薄黄。开 3 剂桑菊饮治疗，嘱其服用 3 天，再来复诊。患儿母亲在煎煮药物时，水量加得比较大，患儿共服药 6 天。复诊时，患儿母亲诉此处方效果显著，所以让孩子多服用了几天，服药后患儿咳嗽、出汗等症状明显好转，但后面 2 天开始出现流清涕、咳嗽加重的症状。据患儿母亲所诉，桑菊饮不可再用。这种不按医嘱服用药物的情况是有害的，医者应慎之，患者应戒之。

④药物的煎煮不得法。医院用煎药机煎煮药物时是不区分药物的先后顺序的，都是将所有药物同时煎煮。有些药物煎煮过久，会释放出毒性物质，有些药煎煮时间不够，易致中毒。笔者常叮嘱患者自行煮药。

⑤药物本身不干净、不纯。临床上很多患者反映服药后出现腹胀、腹泻等胃肠道不适症状，但处方中并没有可导致腹泻之药。思来想去，发现药房的药不够纯，含渣滓太多，如泥土、杂草等。

⑥药物炮制不正确。就拿何首乌来说，制何首乌其功效是补肝肾、益精血、乌须发、强筋骨、化浊降脂，而生何首乌有解毒、消痈、截疟、润肠通便的功效。而制何首乌的"制"是需要黑豆九蒸九晒的，如此服用方为安全。

综合上述情况，中医药治疗疾病的疗效是肯定的，但对于用药后的毒副作用，只要临床医生辨证准确、选方恰当，能精准把握治疗剂量，一般很少发生。"是药三分毒"，不盲目、不主观地认为中药治病的无毒性，正如《素问•五常政大论》载："大毒治病，十去其六；常毒治病，十去其七；小毒治病，十去其八；无毒治病，十去其九；谷肉果菜，食养尽之，无使过之，伤其正也。"

中医治病，而并非调理疾病

笔者所在医院的住院部曾请笔者会诊，会诊单上写着"……请中医调理"笔者对"调理"一词很是不解。很多患者将中医作为调治保养之法，而并非主导治疗之法，基本等同于保健的方法。笔者常说："中医不是调理疾病，而是治疗疾病。"我们作为医生应该明白这个概念，并以自己正确的思想来教育我们的患者，来感染我们身边的每一个人，让他们知道中医学为中华民族的繁衍昌盛、健康事业做出了不可磨灭的贡献。在今天这个物欲横流、西医主导的社会环境中，中医能这样蓬勃地发展，其主要原因就是中医临床效果好，我们一起来看看以下病例。

病案

吴某，男，46 岁。反复牙龈出血 1 年余，口唇稍微吮吸即出血，伴口中有血腥味，初期未予重视及治疗，今来笔者处治疗，开口即要求做检查，以明确诊断。查凝血功能、肝功能等，一切正常。如用西医治疗，只有继续找原因，继续做检查，或请口腔科医生诊治。笔者劝其服用中药治疗，患者同意。察舌苔黄，微腻，脉数。诊断：血证，齿衄，胃火炽盛证。

拟：玉女煎加减。

处方：大蓟 15 克，小蓟 15 克，藕节 15 克，白茅根 15 克，石膏 20 克，地黄 20 克，知母 10 克，川牛膝 15 克，麦冬 15 克，茜草 15 克，黄芩 10 克，侧柏叶 10 克。

患者服药 3 剂，每剂药服用 2 天，6 天后复诊，患者诉出血症状明显好转，只有在刷牙时有少量出血。舌苔薄黄，脉数。嘱继续服用上方 3 剂，随访半年未复发。

🔷病案🔷

敬某，女，46 岁。自诉腹痛腹泻，伴里急后重半个月。患者近半个月来无诱因出现脐周疼痛，痛则欲便，大便呈黏液状，或如鼻涕状，无脓血。前医以白头翁汤加减治疗 5 天，症状有好转，但停药后症状仍如前。察舌苔黄腻，脉滑数。诊断：痢疾，湿热痢。

拟：芍药汤加减。

处方：白芍 20 克，赤芍 20 克，黄芩 10 克，黄连 9 克，槟榔 15 克，木香 15 克，枳壳 10 克，薤白 15 克，延胡索 10 克，川楝子 10 克，当归 10 克，黄柏 10 克，炙甘草 6 克。

嘱患者服药 3 剂，以观疗效。6 天后复诊，患者诉腹痛腹泻症状明显好转，每天解黄色不成形便 2 次，无黏液，无里急后重，有轻微腹痛，食欲稍下降，舌苔薄黄，脉滑。继续以上方加焦山楂 15 克，嘱服用 3 剂，病愈。

对于薤白这味药，虽为辛温之品，但其行气导滞的功能较好，与黄芩、黄连同用，则仍偏重于清热解毒、行气导滞；与木香、枳壳、槟榔同用更加大行气导滞之功，笔者临床运用，不管湿热、寒湿皆用之，效果较好。

🔷病案🔷

某男，半年前右侧口僻，经治疗后好转，但总感面瘫一侧不适。此次发病为颜面部以及眼睑水肿，伴皮肤绷紧，尤以患右侧皮肤拘紧。此次就诊时主诉即是颜面部水肿 7 天，其余地方皆无水肿，要求检查后再开药，做相关检查，如尿常规、血常规、肾功能、血脂皆无异常，给予服用中药治疗。察舌苔薄黄，脉浮。

拟：桂枝汤加味。

处方：桂枝 15 克，白芍 15 克，生姜 10 克，炙甘草 6 克，大枣 10 克，葛根 30 克，蝉蜕 10 克，荆芥 10 克，防风 15 克。

嘱服药 3 剂，患者复诊时诉水肿大减，且皮肤拘紧感也减轻，嘱再服上方 3 剂，病愈。

此案患者虽然有舌苔薄黄，但患者主诉颜面部水肿，皮肤拘紧之寒象，实为口僻后期。患者平素感右侧面部不适，实为气血亏虚导致，今又感风寒之邪，导致气血痹阻，邪阻经络，而致局部水肿、皮肤拘紧等不适症状。选桂枝汤，外以散风寒，内以化气和阴阳，故诸症得愈。

病案

某男，57 岁，藏族，已婚。素有甲状腺功能减退病史，近 2 年来双眼浮肿，看东西呈双影，晨起为显，偶感眼部胀痛不适，舌质淡红，舌苔薄黄，脉沉滑有力。患者曾在华西医院诊治，医生诉没有患病，不用服药。

拟：小柴胡汤合五苓散、当归芍药散合方。

处方：柴胡 24 克，黄芩 15 克，半夏 15 克，党参 10 克，大枣 10 克，生姜 15 克，炙甘草 6 克，当归 15 克，白芍 15 克，白术 15 克，川芎 15 克，茯苓 15 克，泽泻 15 克，桂枝 10 克，猪苓 15 克。

上方服药 1 周，复视症状有好转，继续以上方服用近 3 个月，诸症基本消失。治疗期间，或有眼球疼痛较甚，给予葛根汤加减治疗，好转后又投以上方。

病案

姚某，男，55 岁，汉族，已婚。睡眠欠佳伴便秘半年余，大便 4～5 天 1 次，偶有面部泛红，双手冰凉，伴阳痿，无晨勃现象，无口干、无心悸等不适，舌质淡红，舌苔薄，舌上有裂纹，脉沉滑细。

拟：潜阳封髓丹加味。

处方：附子 15 克，干姜 10 克，炙甘草 6 克，茯苓 15 克，龙骨 30 克，牡蛎 30 克，黄柏 20 克，砂仁 10 克，紫石英 30 克，磁石 30 克，远志 10 克，枣仁 15 克，夜交藤 30 克，肉桂 10 克，龟板 15 克。

患者服药 3 剂，每日 2 次，服药 7 天，上述症状无好转，患者主诉为失眠便秘，此当为《伤寒论》中柴胡加龙骨牡蛎汤之主证，遂以此方加减治疗。

处方：柴胡 24 克，黄芩 15 克，半夏 15 克，党参 10 克，大枣 15 克，生姜 15 克，炙甘草 6 克，大黄 10 克，桂枝 15 克，茯苓 30 克，龙骨 30 克，牡蛎 30 克，磁石 30 克，远志 10 克，枣仁 15 克，夜交藤 30 克。

患者仍服用 7 天，复诊诉上述症状明显好转，且有晨勃现象。继续服用上方半个月，病愈。

◉病案◉

陈某，男，29 岁。因间断头痛 3 年就诊。患者每在受寒后或冬季出现左侧头痛，夏季缓解。曾服用中药以及天麻粉等治疗，效果欠佳。来诊时见舌苔薄白，脉浮紧。

拟：川芎茶调散加味。

处方：川芎 18 克，荆芥 12 克，防风 15 克，羌活 15 克，细辛 6 克，白芷 15 克，薄荷 10 克，炙甘草 6 克，天麻 15 克，僵蚕 10 克，蔓荆子 15 克。

嘱服药 3 剂，每日 1 剂。3 天后复诊，患者头痛缓解，天气寒冷时也未复发，嘱继续服用上药治疗。

此患者素体阳虚，稍受风寒，头痛症状即发作，寒为阴邪，最易损伤人体阳气，导致清阳受阻，寒凝血滞，脉络不畅，不通则痛。川芎茶调散疏风散寒，为治疗风寒头痛的首选方剂，再加天麻、僵蚕、蔓荆子以加强祛风止痛之功，诸药合用，起效颇佳。

◉病案◉

笔者同事赵某，患感冒数日未愈。初期出现鼻塞流清涕，伴头痛，畏寒发热，轻微咳嗽，无寒战高热、咽痛、胸痛等不适。自己服用白加黑、复方甘草片等药物治疗 1 周，头痛好转，但每天皆有流清涕，伴有轻微畏寒，全身轻微酸痛不适，偶有咳嗽，咳少量白色黏痰，仍在服用上述药物但就是不见彻底痊愈。小小感冒，普通至极，却如此烦心，于是找笔者行中药治疗。

切脉沉滑，舌质淡红，舌苔薄白。拟荆防败毒散原方，患者服药1天，上述症状基本痊愈。

中医学虽不能像现代医学那样，明确诊断后再予治疗，但经历了几千年的临床实践，其理论之完善，经验之丰富，是目前人类认识与治疗疾病最远古、朴素的学科，是目前治疗疾病较理想的选择。中医不等同于打着中医幌子，调理身体的保健行业。因此，不管是医生，还是患者，大家都有一个同感，就是"一座城市，一个乡镇，一片社区有一名医德高尚、医术精湛的医生，特别是中医师，不但能方便、廉价地为百姓治愈疾病，更会提高这座城市、这个乡村、这片社区的幸福指数"。

熟读经典，小青龙之三部曲

作为中医临床医生，《伤寒论》《金匮要略》这套书需要反复多次的品读，读一次收获一次，这是很多医生的体会，也是很多临床医生的案头书。云南名医吴佩衡先生曾说："至于处方，余本仲景定法为旨规。盖仲景之法，本汤液遗意去杂乱方药，制作有法，加减有度，极神妙，极稳妥，极有效，非后贤之所能仰窥。方虽百余，似觉不杂，变化活泼圆通用之，亦足以尽治万病而有余。此余之所以拳拳而服膺也。"笔者反复研习《伤寒论》，有所感悟，笔录于此，分享予同仁，或于临床有些许帮助。

《伤寒论》载："伤寒表不解，心下有水气，干呕，发热而咳，或渴，或利，或噎，或小便不利，少腹满，或喘者，小青龙汤主之。"这条的意思就是外感风寒，内有水饮，寒饮互结，出现了诸多症状，治疗选用小青龙汤辛温解表，温化水饮。读到这里的时候，笔者设想，若是寒邪化热，或外感风热之邪，引动素有痰饮之人，仲景的方书中能不能找到与之相对应的方法治疗呢？笔者首先想到了小青龙加石膏汤，《金匮要略》载："肺胀，咳而上气，烦躁而喘，脉浮者，心下有水，小青龙加石膏汤主之。"此条表明了外感风寒，与水饮化热合邪出现的病症，在咳喘的基础上多添加了烦躁一症，此为饮邪化热所致，故治疗加石膏以清里热。

但临床还有一种情况，就是小青龙加石膏汤之饮邪化热后，热邪灼伤津液，易于形成痰，即"稠浊者为痰，清稀者为饮"，痰与热互结的病症，临床见咳嗽喘息，咳黄痰，质较黏稠，此种情况，则见于《伤寒论》"小结胸病，正在心下，按之则痛，脉浮滑者，小陷胸汤主之"，治疗以小陷胸汤清热除痰开结。虽然此条没有言及咳痰喘息的症状，但从脉象和组方药味来分析，患者应该有咳嗽咳痰喘息，胸闷憋气，舌苔黄腻等症状。

从以上三个处方来看，小青龙汤用于治疗寒饮互结为患导致的病症；小青龙加石膏汤用于治疗寒与饮邪互结化热为患导致的病症；小陷胸汤用于治疗热与痰互结导致的病症。其病位皆位于胸部，由寒渐化热，由饮到痰邪，临床表现皆有咳嗽、咳痰、喘息，此三部曲的表现临床较为常见，我们来看刘渡舟先生的两则病案和陈瑞春先生的一则病案。

◈病案◈

患者，男，53岁，患咳喘十余年，冬重夏轻，经多家医院诊断为慢性支气管炎。运用中西医治疗效果不明显，前来就诊时见气喘憋闷，耸肩提肚，咳吐稀白之痰，每到夜间加重，不能平卧，晨起吐痰盈杯盈碗。背部恶寒，面色黧黑，舌苔水滑，脉弦，寸有滑象，断为寒饮内伏，上射于肺之证。

拟：小青龙汤。

处方：麻黄9克，桂枝10克，干姜9克，五味子9克，细辛6克，半夏14克，白芍9克，炙甘草10克。

服药7剂，咳喘大减，吐痰减少，夜能卧寐，胸中觉畅，后以《金匮要略》之桂苓五味甘草汤加杏仁、半夏、干姜正邪并兼之法治疗而愈。

病案

患者，女，时值炎夏，夜开空调，当风取凉，而患咳嗽气喘，甚剧。西医给予用进口抗肺炎药，而不见效，又延及中医治疗亦不能止，请刘老会诊。患者脉浮弦，按之则大，舌质红绛，舌苔水滑，咳逆倚息，两眉紧锁，显有心烦之象，辨证为风寒束肺，郁热在里，为外寒内饮，并有化热之渐。

处方：小青龙汤加石膏。

服药 2 剂，喘止人安，能伏枕而卧。可知，小青龙汤证的寒饮内留，日久郁而化热，而见烦躁或其他热象，用之即可见效。

病案

段某，男，74 岁，退休干部，2003 年 10 月 11 日初诊。患者哮喘多年，经几次住院检查，慢性支气管炎、肺气肿、慢性肺源性心脏病，均有据可查，确诊无疑。现症状为胸闷气喘，动则气不接续，呼吸气粗，痰多不爽，难以咳出，痰色黄稠黏腻，夜间不能平卧。食纳量少，大便干结，3～4 日一行。口干不饮，脉缓弦软，未见期前收缩，舌苔薄黄、根部厚腻（已戒烟酒）。

处方：川黄连 3 克，法半夏 15 克，全瓜蒌 15 克，竹茹 10 克，枳壳 6 克，茯苓 15 克，陈皮 10 克，炙甘草 5 克，葶苈子 6 克，苏子 5 克，桑皮 10 克，芦根 10 克，黄芩 5 克，川贝母 10 克。每日 1 剂，水煎温服。

二诊，2003 年 10 月 11 日。患者服上药后，咳嗽明显减轻，胸闷气短感大有改观，咳痰甚多，咳时较前轻松，痰色黄腻亦见减轻，食纳稍增，大便通畅仍偏干，舌脉仍前，弦未减，腻不除。守前方加蜜麻黄 5 克，杏仁 10 克，再进 10 剂。

三诊，2003 年 10 月 23 日，服前方 10 剂，诸症较快消退，胸闷明显改善，呼吸均匀，痰稍减少，但仍黄腻，容易咯出。食纳略增，大便通畅不干。脉弦软，舌苔仍黄腻不退，继服上药。患者是外地人，遂将处方带回家中服用。据电话回访，按上方每日 1 剂，到次年元旦后停药，一切良好。并称"近几年来只有这个冬天过得最轻松，没住院，没输液，且神清气爽，食欲增加，身体略胖，可算神奇"。

对于小陷胸汤，笔者将其与半夏泻心汤合用，治疗消化道疾病，如慢性胃炎、胃溃疡，以及心肌缺血导致的胸闷气短等不适症状，均有满意的疗效。临床只要见痰与热互结于心下，症见咳嗽、咳痰、喘息、胸闷、气短、胃脘部疼痛，并有热象的表现，如口干、便秘，舌质红，苔黄腻，脉滑者，均可使用本方治疗。

"书读百遍，其义自现"，作为中医师，对于经典的《伤寒论》《金匮要略》《温病条辨》这三本书，要反复读、认真读，读后要做笔记，写下体会、感悟，学习前贤陈瑞春先生的"读伤寒""写伤寒""用伤寒"的方法，也正如临床先贤们所说"常读常新"，就在此理。

临证感悟，疼痛疾病瘀血求

初学中医之时，笔者记忆最深刻的是外伤导致的疼痛、肿胀、青紫，多以活血化瘀法治疗，取效很好，而选方用药多以桃红四物汤加味治疗。记得有一年笔者还在上中学时，表哥因被车轮轧伤脚背，导致脚背肿痛、青紫，不能行走，X线检查示未见骨折，回家后请父亲想办法，记得父亲开了几味药：当归25克，川牛膝15克，大黄15克，枳实20克，延胡索15克，乳香10克，没药10克。再辅以外用草药翻天印一把，用白酒炒热外敷，不几日肿消痛止而愈。父亲虽然不是医生，但因为习武，在跌仆损伤的治疗上很有经验，故取效颇佳。

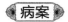 **病案**

颜某，男，22岁，汉族，四川人。因外伤后导致右侧足跟、小腿肿胀

疼痛3周。患者3周前不慎跌倒后导致右侧足跟疼痛、肿胀、青紫，伴活动障碍，受伤当天到当地人民医院就诊，X线检查提示，跟骨骨裂。基于医院条件所限，不能行石膏等治疗，建议回内地治疗，并嘱其注意休息。患者又求诊于一家中医诊所，给予针灸放血等治疗，症状无明显改善，来笔者处就诊时已是20天后。患者跛足行走，右腿不能用力。患者右侧小腿和踝关节肿胀、青紫，跟骨部位有压痛，舌苔薄白，脉弦，此为外伤后瘀血阻滞肌肤经络，导致肿痛青紫。

拟：桃红四物汤加味。

处方：当归20克，川芎15克，赤芍15克，桃仁10克，红花10克，乳香10克，没药10克，怀牛膝15克，枳实15克，延胡索15克，骨碎补20克，甘草6克。

由于患者在他处治疗效果不显，来笔者处诊治时要求开1剂中药试治。患者服药1剂（1剂药服用2天），疼痛稍有好转，但仍有青紫肿胀不适，右足不能触地用力，复诊时于上方加三棱、莪术各10克，加重枳实至20克，再服1剂，疼痛明显好转，仍有青紫肿胀不适，于上方减去三棱、莪术，加青皮10克，继续服用1剂，患者疼痛、青紫明显好转，肿胀稍有减轻，右足仍不能下地用力。

处方：骨碎补30克，续断20克，怀牛膝20克，大黄10克，枳实15克，桃仁10克，红花10克，延胡索20克，当归20克，川芎15克，赤芍15克，乳香12克，没药12克，泽兰20克。

此为活血化瘀之重剂，嘱患者有腹泻即减量服药。患者服药后，排黑色稀便1次，之后服药不再腹泻，患者服上方3剂，症状明显好转，疼痛、青紫、肿胀消失七八，右足已能触地行走，继续以上方加减15剂，患者无疼痛，无青紫肿胀，走路时轻微跛行，停药回家。后来随访时，诉在四川老家拍X线片未见骨裂等情况。此患者因外伤后瘀血肿胀疼痛，给予活血化瘀药加行气消肿药，效果较为明显。对于外伤后导致的瘀血肿胀疼痛，临床一定要加大黄，大黄这味药苦寒，为泻下攻积、清热泻火、凉血解毒、活血逐瘀、利湿退黄之品。凡瘀血诸症，不管新瘀、宿瘀皆有良好的效果。其中复元活血汤就是最好的明证，方中重用酒制大黄，荡涤凝瘀败血、导瘀下行、推陈致新，与诸药合用，活血化瘀、消肿止痛。

临床上，遇到腰痛固定不移，日轻夜重，转侧及仰俯不利，或放射至一侧肢体麻木、疼痛者，笔者多选用身痛逐瘀汤加味治疗。

病案

王某，男，44 岁，汉族，已婚。诉腰痛 7 天，呈持续性酸胀痛，无放射痛，来笔者处就诊。腰椎间盘 CT 提示，腰椎间盘突出。察舌苔薄白，脉弦。

拟：身痛逐瘀汤加味。

处方：川芎 15 克，白芍 30 克，赤芍 30 克，桃仁 10 克，红花 10 克，秦艽 15 克，地龙 15 克，川牛膝 15 克，没药 9 克，独活 15 克，木瓜 15 克，桑寄生 15 克，炙甘草 10 克，当归 15 克。

服药 5 剂，症状若失，后继续服用 5 剂，随访 1 年，疼痛未再复发。

病案

贾某，女，33 岁，已婚。右侧腰部疼痛伴右下肢麻木，疼痛 1 天。患者 1 天前因用力后导致腰部疼痛不适，同时感右侧腿发麻、胀痛不适，服用西药后有所好转，后又在某医院做 CT 检查提示，腰椎间盘突出。察舌苔薄白，脉弦。

拟：身痛逐瘀汤加味。

处方：当归 15 克，川芎 12 克，桃仁 10 克，红花 10 克，五灵脂 10 克，秦艽 10 克，独活 15 克，地龙 10 克，乳香 10 克，没药 10 克，香附 15 克，甘草 6 克，怀牛膝 15 克。

嘱服药 5 剂，以观疗效。患者服药后腰痛未作，随访半年未复发，可知其近期疗效可靠。

王清任于《医林改错》载："凡肩痛、臂痛、腰痛、腿痛，或周身疼痛，总名曰痹症。"治疗选用身痛逐瘀汤，笔者治疗痹症日久，肌肉关节疼痛，固定不移，或关节僵硬变形，屈伸不利，有硬结瘀斑，舌质见紫暗或瘀斑者，此为痰瘀痹阻证，临床多选用身痛逐瘀汤加味治疗。但对于瘀血痹症较重的患者，笔者也选用张锡纯先生的活络效灵丹加减治疗，笔者认为，此方活血化瘀止痛之力较身痛逐瘀汤更甚，在本书的相关章节对于此方的运用有专门讨论。

对于冠状动脉粥样硬化性心脏病引起的胸痛，西医治疗多以扩张冠状动脉为主，再辅以活血化瘀的中成药，如给予丹参注射液、丹红注射液等输液治疗，效果颇佳。《蒲辅周医疗经验》一书记述了蒲老治疗胸痹、真心痛、心悸、怔忡的经验，现载录于此。

心绞痛、心肌梗死、心律不齐，这些与中医学的胸痹、真心痛、心悸、怔忡、心气不足、血不养心等有关，蒲老在临床实践中治疗一些冠状动脉粥样硬化性心脏病，初步认识到此类疾病多因劳心过度、情志失调、饮食不节所致。冠状动脉粥样硬化性心脏病属虚者多，属实者少，也有虚实互见、寒热错杂的。五脏六腑是相互依存，相互为用的，一有失和，就发生相侮相贼，不自然的病态。根据不同的情况，以辨证观点做出适合病情的处理，一般都获得好转，初期病轻者也能治愈。治疗原则：健强心脏，调其不平，补虚泻实，益气和血，顺气活血，抑强扶弱，避免破气破血而伤元气。这是蒲老在治疗中的一得之愚。所拟治法，是以补为主，以通为用，故暂定名为双和散，仅作抛砖引玉，请各位同仁临床试验观察，再作进一步修改和补充。

双和散方：人参（党参亦可）三两，茯苓一两，远志（甘草水浸一宿炒）五钱，九菖蒲（米泔水浸炒）二两，丹参（甜酒浸炒）一两，香附（童便浸炒）二两，没药（麸炒）五钱，琥珀（另研）五钱，血竭（另研）五钱，鸡血藤五钱。

为细末和匀，每次服五分至一钱，空腹温汤下，每日三次，如无血竭改用藏红花或红花，没药气臭味苦可改用川郁金一两。蒲老所在医院的冠状动脉粥样硬化性心脏病研究组认为此方适用于一部分患者，有一定疗效。

笔者临床运用此方，多去没药、血竭、琥珀，加郁金、三七粉，效果亦佳。

病案

某妇，55 岁，汉族。有高血压病病史 10 年，规律服用降压药。此次诉左侧肩胛骨疼痛 1 天。患者 1 天前无明显诱因出现左侧肩胛骨疼痛难忍，似胀非胀，似酸非酸，其状难言，伴精神欠佳，察患处无丘疹水泡，无皮肤瘙痒，以此排除带状疱疹，唯见紫红色拔罐后痕迹。患者诉昨天下午去某中医养生馆按摩，晨起仍无好转，故来笔者处就诊，且要求输液治疗。患者无心慌胸闷气短，无心前区疼痛，左侧肩胛骨疼痛，无外伤史，考虑心脏疾病所致，建议患者做心电图检查，以排除心肌梗死等疾病，患者执意要求输液治疗。查血压正常，心率 70 次/分，给予输丹参注射液 30 毫升，输液结束到医院做心电图检查，提示 ST 段明显压低，患者诉输液后后背部疼痛明显好转，嘱服用中药治疗。

处方：柴胡 10 克，香附 10 克，丹参 20 克，三七 10 克，制首乌 15 克，泽泻 15 克，党参 15 克，白术 10 克。

上方 5 剂，用粉碎机打粉末，每次服药 5 克，每日 2 次，服药后背痛未作。

此方为重庆名中医熊寥笙先生的疏肝理脾汤，本方有疏肝理脾、养血活血之功，用于治疗肝气郁结而致胁肋胀痛、心烦失眠；脾虚不运而致脘闷食少、大便稀溏、神疲肢软等症。熊老临床多用此方治疗慢性肝炎、早期肝硬化及冠状动脉粥样硬化性心脏病等疾病。

治疗胃痛，属于瘀血阻滞者，痛处固定不移，如针刺、刀割样，食后或夜间为甚，选用焦树德先生的四合汤加味治疗。处方：高良姜 10 克，香附 10 克，百合 30 克，乌药 10 克，丹参 30 克，檀香 6 克，砂仁 6 克，五灵脂 10 克，蒲黄 10 克。笔者运用此方常加三七 9 克一同煎服。焦老在《方剂心得十讲》中谈道："良附丸、百合汤、丹参饮、失笑散，均为治疗胃脘痛的古方，但每方又各有特长，把这 3 个或 4 个药方合为一方，共治其所长为一炉，并互纠其短，发挥它们治疗胃脘痛的共济作用，故在临床上常常出现令人难以想象的奇效。"关于四合汤的具体运用，本书后面章节再详加论述。

在治疗胁痛方面，活血化瘀法占有重要的地位，胁痛多由肝郁气滞引起，气滞日久又易导致血瘀，如《临证指南医案·胁痛》载："久病在络，气血皆窒。"临床最常见的是肝郁气滞日久，或外伤导致，或疱疹后遗留下的疼痛，这些多为瘀血阻滞气机，不通则痛，笔者临床选血府逐瘀汤加减治疗。处方：当归15克，赤芍15克，川芎10克，桃仁10克，红花10克，柴胡10克，枳壳10克，延胡索10克，川楝子10克，郁金15克，乳香6克，丝瓜络15克，五灵脂10克，甘草6克。

治疗痛经方面，临床多以寒瘀并见，寒邪凝滞，瘀血阻络，临床多选用当归四逆加吴茱萸生姜汤加味，或桃红四物汤合失笑散加味，或温经汤加味，或少腹逐瘀汤治疗。处方：桃仁10克，红花10克，熟地黄20克，当归15克，赤芍15克，川芎15克，蒲黄10克，五灵脂10克，益母草20克，泽兰15克，肉桂10克，丹参30克，淮牛膝20克，甘草6克。

在写此痛经方时，笔者突然忆及四川老家很多农村妇女治疗痛经常将洗净的益母草叶与鸡蛋同煎食用，对于痛经有很好的疗效。关于痛经的治疗，熊继柏先生多选用《金匮要略》中的温经汤加味治疗，以温经散寒祛瘀之法，取效颇佳，临证时均可作为参考借鉴。

病案

郭某，女，36岁，汉族，已婚。因做人流术后腹痛2天就诊。患者于4天前在某医院做人工流产手术，术后无不适症状，并在某医院行输液抗感染治疗2天。患者昨日下午过度劳累后，于当晚出现小腹部疼痛，呈持续性隐痛，偶有剧痛，痛处固定于左中下腹部，无畏寒发热，无腹泻及便秘，无恶心呕吐等不适症状，次日来笔者处诊治。察脉弦，舌苔薄白。

拟：少腹逐瘀汤加味。

处方：桃仁10克，红花10克，当归15克，赤芍15克，延胡索10克，川楝子10克，乌药10克，香附10克，没药10克，桂枝6克，干姜6克，炙甘草 6 克，蒲黄 10 克，五灵脂 10 克。

上药 1 剂，嘱其急煎药服用，患者频频服用 2 次，腹痛缓解，1 剂服完，腹痛未作。

此患者之腹痛为小产之后，血络受损，腹中血瘀，导致气机阻滞，脉络不通，故而腹痛。笔者取少腹逐瘀汤化瘀通络，温经止痛。笔者也常用此方治疗手术后的肠粘连、痛经等疾病，常收到很好的效果。

总之，活血化瘀法是以《素问·阴阳应象大论》"疏其血气，令其调达，而致和平""血实者宜决之"的理论作为立论依据。其配伍多有行气之品，遵其"气行则血行，气滞则血滞"之机制。而临床根据疼痛部位不同，分别加以引经的药物，在头部者，佐以白芷、川芎之属；在胸中，佐以桔梗、枳壳；在胁肋部，佐以丝瓜络、郁金；在下腹部，佐以小茴香、乌药；在下肢，佐以牛膝、独活；再辨别其寒热虚实的不同后，分别佐以清热药物、温经之品、通下药物，分别治之，取效多佳。以上累赘之言，实属笔者临床、读书的体会，若能给同仁带来临床上的帮助，实为善莫大焉，但此为个人见解，不能概全，望诸君同仁修正。

误诊误治，附子中毒求医路

读完以下病历，相信大家都觉得这是一个简单的病例，但就这样一个"简单"的疾病，让患者身体不适 2 周，被延误 2 周后方被确诊，此文非为论文，亦不在于学术讨论，只是谈及误诊误治的感悟。

某女，34 岁，汉族，云南大理人。因呼吸困难 2 周，心悸 10 天收入笔者处住院治疗。患者于半个月前在家用附子炖猪蹄（自诉 5 千克附子），患者连猪蹄、附子、汤共食用两碗（具体量无法估计），当晚无事，次日晨起即感喉头发紧，呼吸不畅，有轻微头晕、乏力不适，患者未予重视，因患者在家乡经常食用附子猪蹄汤，自己认为与食用附子无关。此症状持续存在，且有加重之势，并出现呼吸困难，以喉头部发紧出现的呼吸困难为主，患者于第 3 天开始就诊，先在笔者所在医院门诊就诊，门诊医生闻及呼吸困难，行胸部 X 线、血常规检查，未见异常，后诉咽喉部不适，以为甲状腺疾病，行甲状腺激素检查，未见异常，甲状腺彩超提示，左侧甲状腺低回声结节，服药后也无好转（具体药名不详）。又到军区总医院治疗，做相关检查仍未见明显异常，给予口服药物治疗（具体药名不详），症状仍无好转，且于 10 天前开始出现心悸，咽部如有物体阻塞，伴轻微恶心，无呕吐、腹痛腹泻、胸痛、四肢发麻及口唇发麻感、咳嗽咳痰、端坐呼吸及夜间阵发性呼吸困难、畏寒发热等不适症状。患者又来笔者所在医院就诊，此次于内科就诊，行心电图检查提示，窦性心动过缓，心率 43 次 / 分，遂门诊以心律失常、窦性心动过缓收住院。自发病以来，神志清，精神欠佳，饮食及睡眠可，二便正常。

患者平素体健，否认高血压病、糖尿病病史，否认肝炎、结核病史，无药物过敏史，无外伤、手术史，无烟酒史。已婚，有 2 女，均体健。入院后查体：体温 36.6℃，脉搏 42 次 / 分，呼吸 21 次 / 分，血压 100/70 毫米汞柱，步入病房，自动体位，查体合作，颜面无浮肿，口唇略发绀，咽红，双侧扁桃体无肿大，颈静脉无怒张，双肺呼吸音清，未闻及干湿啰音。心界无扩大，心率 42 次 / 分，律不齐，未闻及杂音。腹部平坦，无压痛，肝脾不大，移动性浊音（-），肠鸣音 5 次 / 分。双下肢无水肿，生理反射存在，病理征未引出。入院后值班医生接诊患者，住院患者必须详细询问病史，这是为写病历做准备，也是进一步诊断和治疗的前提条件。特别是与此次疾病有关的饮食、情志、用药、检查情况都要仔细询问，最后患者诉曾服用过附子，就此住院医生诊断为乌头碱中毒，但患者始终不相信是附子中毒，故在整个就医的过程中未言及过量服用附子之事。此患者误诊误治的原因，可能是门诊医生专科性较强，门诊患者较多未能全面询问病史等。

入院后患者诊断明确，为乌头碱中毒，给予补液、利尿，口服阿托品片 0.6

毫克，每日 3 次，经治疗 3 天，患者无不适症状，心率恢复正常，病愈出院。1 周后随访，患者再无不适症状出现。

仲景在 1700 多年前，已取得了临床应用乌附剂的成功经验。[①]

①凡乌、附类方（附子场除外）炙甘草为乌、附之两倍，甘草善解百毒，甘缓以制其辛燥。

②蜜制川乌，蜜为百花之精华，芳香甘醇凉润，善解百毒，并制其燥烈。

③余药另煎，取汁与蜜再煎，中和毒性，使乌头之毒性降到最低点，而治疗效能不变。

按上法应用川乌安全稳妥。为确保万无一失，李老从 60 年代起，又加 3 条措施。

①凡用乌头剂，必加两倍量之炙甘草，蜂蜜 150 克，黑小豆、防风各 30 克；凡用附子超过 30 克时，不论原方有无，皆加炙甘草 60 克，即可有效监制。

从古今各家本草论证得知。炙甘草，扶正解百毒，杀乌、附毒。蜂蜜，补中润燥、止痛解毒，治肺燥咳嗽、肠燥便秘、胃脘热痛、鼻渊口疮、汤火烫伤，解乌头、附子毒。黑小豆，活血利水、祛风解毒，治水肿胀满、风毒脚气、黄疸水肿、风痹筋挛、产后风痉、口噤、痈肿疮毒，解药毒，《本草纲目》载"煮汁，解砒石、甘遂、天雄、附子……百药之毒"。防风，发表去风、胜湿止痛，治风寒外感、头痛目眩、项强、风寒湿痹、骨节酸痛、四肢挛急、破伤风，《本草求原》载"解乌头、芫花、野菌诸毒"《本经集注》载"杀附子毒"。

②凡剂量超过 30 克时，乌头剂，加冷水 2500 毫升，文火煮取 500 毫升，日分 3 次服，煎煮 3 小时左右，可有效破坏乌头碱之剧毒。附子剂用于慢性心力衰竭，加冷水 1500 毫升，文火煮取 500 毫升，每日分 2～3 次服用。危急濒死心力衰竭患者，使用大剂破格救心汤时，则开水武火急煎、随煎随灌，不循常规，以救生死于顷刻。此时，附子的毒性，正是心力衰竭患者的救命仙丹，不必多虑。

---

① 摘自《李可老中医急危重症疑难病经验专辑》

③李老凡用乌头剂，必亲临病家，亲为示范煎药。患者服药后，必守护观察，详询服后唇舌感觉。待患者安然无事，方才离去。

有以上 3 条保证，又在配伍上、煎药方法上做了改进，采取全药加蜜同煎、久煎法，既保证疗效，又做到安全稳妥，万无一失。1965 年李老曾参与川乌中毒濒危 2 例的抢救，以生大黄、防风、黑小豆、甘草各 30 克，蜂蜜 150 克，煎汤送服生绿豆粉 30 克，均在 40 分钟内抢救成功。由此也可反证，使用新定乌头汤，绝无中毒之虞。

传承发展，浅谈中医治癌症

随着国家对中医药的重视，习近平总书记对中医药工作作出重要指示，中医药学这一中华民族的伟大创造，为增进人民健康做出了重要贡献。

作为中国的医生、中国的百姓，我们更骄傲地看到，中医学这一块宝，在肿瘤防治方面有着极为丰富的临床经验。

病案

某中年男性患者，由家属搀扶入诊所，家属诉患者于 1 个月前无诱因出现消瘦、体重下降、胃脘部不适、食欲缺乏，在川北医学院确诊为胃癌，建议手术治疗，因经济原因未手术，曾服用中药、西药治疗无数，效果欠佳，今来笔者处来就诊。患者纳差腹胀、胃脘疼痛，以餐后尤为明显，伴嗳气、反酸、恶心，便溏每日 2～3 次，腹中雷鸣，自觉乏力，观体型消瘦，需人扶持。察舌苔薄黄、微腻，边有齿痕，脉弦。对于胃癌这一疾病，患者闻之色变，而为医者也会谈"癌"色变。细思良久，先抛开胃癌，而以目前症状为主。《金匮要略》载："呕而肠鸣，心下痞者，半夏泻心汤主之。"《陈瑞春论伤寒》一书也对半夏泻心汤的应用进行了全面而翔实的论述，可见此方在治疗消化系统疾病方面应用广泛。

拟：半夏泻心汤加味。

处方：半夏 15 克，黄连 9 克，黄芩 12 克，干姜 10 克，党参 15 克，木香 10 克，枳壳 10 克，厚朴 10 克，陈皮 10 克，炙甘草 6 克，大枣 5 枚。

上药浓煎取汁，每日 3 次，嘱服药 3 剂，以观疗效。

1 周后患者复诊，诉症状明显好转，遂以上方加减治疗月余，诸症若失，患者饮食能进、精神倍增，且体重增加。次年患者女儿劝患者行手术治疗，术后半年，患者死亡，具体原因不明。

陈瑞春先生曾说："不少'肿瘤专家'凡遇上肿瘤，不分青红皂白，一概以大剂清热解毒、活血化瘀、软坚散结去'以毒攻毒'。一张药方中可用三四十味药，药量之大，使人望药兴叹！患者脾胃功能遭受荡涤，米水难下，病情急剧直下，肿瘤非但没治好，身体无法承受，全身衰竭的症状无法挽救，这实在是不可取。在此，大声疾呼，同仁诸君，应尊重疾病的客观规律，更应扬中医之长，辨证用药，真正使中药在肿瘤治疗过程中，发挥其应有的积极作用。"

此癌症患者是笔者早年接诊的患者，对于治疗胃癌这种疑难杂症，需要有丰富的临床经验，但经治疗此患者，给笔者留下深刻的印象，至今这个医案清晰可记，其原因是行医 10 余年，能用中医药为一癌症患者改善症状，对笔者而言是一种鼓励，在运用中医药治疗癌症方面也是一种启迪。

病案

边某，男，49 岁，藏族。因肺癌前来就诊。患者自诉在华西医院以及自治区人民医院诊断为肺癌，未行手术和化疗，背部疼痛半年余，伴有轻微咳嗽，有少量血丝痰咳出，胸闷，夜间口干，背部疼痛以夜间为甚，舌质嫩红，舌苔薄白，脉弦细有力。

拟：生脉饮合小陷胸汤加味。

处方：人参 15 克，麦冬 30 克，五味子 12 克，黄连 8 克，半夏 15 克，瓜蒌壳 15 克，枳壳 15 克，延胡索 15 克，郁金 15 克，莪术 10 克，桔梗 15 克，丹参 20 克，乳香 12 克，没药 12 克，当归 15 克，香附 15 克。7 剂。

服药后上述症状无好转。

拟：四合汤合生脉饮加味。

处方：人参 15 克，麦冬 30 克，五味子 12 克，乳香 12 克，没药 12 克，瓜蒌壳 18 克，丹参 30 克，香附 15 克，延胡索 15 克，川楝子 10 克，蒲黄 10 克，五灵脂 10 克，乌药 10 克，百合 20 克。

患者服药 7 天后，背部疼痛稍有好转，但仍感夜间口干，饮水较多，睡眠欠佳，突思。《伤寒论》载："伤寒五六日，已发汗而复下之，胸胁满微结，小便不利，渴而不呕，但头汗出，往来寒热，心烦者，此为未解也，柴胡桂枝干姜汤主之。"此患者口渴，胸背部疼痛不适，与此证相似。

拟：柴胡桂枝干姜汤加味。

处方：乳香 12 克，没药 12 克，丹参 30 克，香附 15 克，延胡索 15 克，麦冬 30 克，蒲黄 10 克，五灵脂 10 克，乌药 10 克，百合 20 克，柴胡 15 克，黄芩 15 克，桂枝 15 克，干姜 12 克，天花粉 20 克，牡蛎 20 克，炙甘草 6 克。

患者服药 1 周，复诊时诉夜间口干症状明显好转，背部疼痛好转，遂以此方继续治疗，患者服用此方治疗 3 个月，病情较为平稳。

笔者写此文是希望将运用中医药治疗癌症深入到城市的每个角落。运用中医药治疗肿瘤疾病，其根本不在于消灭肿瘤，而是提倡"人瘤共存"，以期更好地提高患者的生存质量。但也不是像鲁迅先生所说的"就买几斤人参，煎汤灌下去"来提高人体正气，延长寿命。中医治疗疾病全靠辨证论治、个体化施治，而不是一见体虚就用人参。不管今天的医疗技术发展得如何尖端，百姓所看到的，医生所经历的，对于癌症患者能带来几多欢喜呢？

辨证施治，因地制宜很重要

地理环境包括地质水土、地域性气候和人文地理、风俗习惯等。这些差异在一定程度上，影响着人体的生理功能和心理活动。中医学非常重视地域对人体的影响，生长有南北，地势有高低，体质有阴阳，奉养有膏粱藜藿之殊，更加天时有寒暖之别，故"一州之气，生化寿夭不同"，受病亦有深浅之异。

一般而言，东南土地卑弱，气候多湿热，人体腠理多疏松，体格多瘦削；西北地处高原，气候多燥寒，人体腠理多致密，体格多壮实。人们长期生活在特定的地理环境之中，功能方面便会发生适应性变化。一旦易地而居，环境突然改变，个体生理功能难以快速适应新的环境，初期便会感到不适，有的甚至会因此而发病。总之，不同的地理环境，形成了生理上、体质上的不同，因而不同地区的发病情况也不尽相同。如气候、地理环境、个体的体质等，均对疾病有一定的影响，因此治疗疾病时，必须把这些因素考虑进去，根据具体情况具体分析，区别对待，以采取适宜的治疗方法。如我国西北地区，地势高而寒冷，其病多寒，治宜辛温；东南地区，地势低而温热，其病多热，治宜苦寒。地区不同，患病亦异，治法亦当有别。即使相同的病证，治疗用药亦当考虑不同地区的特点，如用麻黄、桂枝治疗外感风寒证，西北严寒地区，药量可以稍重，而东南温热地区，药量就应稍轻，此外，某些地区还有地方病，治疗时也应加以注意。

◈ 病案 ◈

某男，48 岁，藏族。诉头晕 2 月余。既往有糖尿病、高血压病病史。患者诉 2 个多月前在墨脱驻村，无诱因出现头晕不适，无视物旋转，无恶心呕吐，唯每天感头昏沉，不清醒，无头痛，初在市人民医院住院治疗，上述症状无好转，后又在藏医院住院治疗，诊断为梅尼埃综合征，经住院输液治疗半个月，仍无好转，因常来笔者诊所测血糖，故问及此病。察舌苔黄、厚，舌上少津，脉沉滑。考虑患者素有高血压病病史。

拟：天麻钩藤饮加味。

处方：天麻 15 克，钩藤 15 克，石决明 20 克，黄芩 10 克，栀子 10 克，牡丹皮 10 克，杜仲 15 克，怀牛膝 15 克，桑寄生 15 克，龙骨 20 克，牡蛎 20 克，珍珠母 20 克，白芍 15 克，夏枯草 20 克。

患者服药 5 剂，头晕依然。

细思，墨脱地处西藏东部，潮、湿、热为其特点，患者本常年居住在海拔 2900 米的林芝市，而在墨脱居住一段时间后，感受湿热之气，湿热之邪上犯清窍，故有头晕不适的症状。

拟：黄连温胆汤加味。

处方：天麻 15 克，黄连 6 克，半夏 10 克，茯苓 15 克，陈皮 10 克，枳实 10 克，竹茹 10 克，珍珠母 20 克，龙骨 20 克，牡蛎 20 克，石菖蒲 15 克，白术 10 克，炙甘草 6 克。

患者服药 5 剂，头晕症状较前好转，诉伴有失眠，遂仍以前方加味治疗。

处方：天麻 20 克，钩藤 15 克，黄连 6 克，半夏 10 克，茯苓 15 克，陈皮 10 克，枳实 10 克，竹茹 10 克，珍珠母 20 克，龙骨 20 克，牡蛎 20 克，石菖蒲 15 克，白术 10 克，远志 10 克，夜交藤 30 克，炙甘草 6 克。

患者服药 1 剂后，头晕消失，头脑清晰，失眠也改善。

病案

某女，42 岁，汉族，已婚，四川人。患者在西藏工作 9 年，此次回四川老家，陪孩子跑步运动后，即感左侧踝关节疼痛，活动时疼痛尤为明显，伴踝关节处肿大，局部有压痛。患肢曾于 10 年前受伤后疼痛，经服用中药治疗后痊愈。因通过网诊没有舌脉表现。

处方：当归 18 克，丹参 20 克，鸡血藤 20 克，乳香 6 克，没药 6 克，香附 15 克，怀牛膝 15 克，延胡索 15 克，泽兰 15 克，益母草 20 克，透骨草 15 克，炙甘草 6 克。

服药 1 剂，症状无改善。

处方：地黄 15 克，当归 15 克，川芎 12 克，赤芍 15 克，桃仁 10 克，红花 10 克，怀牛膝 15 克，延胡索 15 克，枳实 12 克，泽兰 15 克，益母草 20 克，甘草 6 克，木通 10 克，泽泻 15 克。

服药 1 剂，病情仍无好转，细思四川南充为雾霾之地，湿气特甚，患者在高原居住较久，回内地后进行跑步运动，加之踝关节有外伤史，此为湿邪乘虚而入，故发疼痛。

拟：四妙散加味。

处方：苍术 15 克，黄柏 12 克，怀牛膝 15 克，延胡索 15 克，薏苡仁 30 克，防己 15 克，独活 15 克，木瓜 15 克，白芍 20 克，赤芍 20 克，炙甘草 6 克，萆薢 15 克，海桐皮 20 克。

服药 1 剂，疼痛明显改善，但肿未消除，继续以前方加减治疗。

处方：苍术 15 克，黄柏 12 克，怀牛膝 15 克，延胡索 15 克，薏苡仁 30 克，防己 15 克，独活 15 克，木瓜 15 克，白芍 20 克，赤芍 20 克，炙甘草 6 克，萆薢 15 克，海桐皮 20 克，地黄 20 克，茯苓 15 克。

再服 1 剂，疼痛基本消失，肿消大半，嘱继续服用 1 剂，病愈。

因时、因地、因人制宜的治疗原则，充分体现了中医治疗疾病的整体观念和辨证论治在实际应用上的原则性和灵活性。

漫话中药，威灵仙临床运用

威灵仙，味辛、咸，性温，有祛风湿、通经络之效，对于治疗风湿痹痛、肢体麻木、筋脉拘挛、屈伸不利有较好的疗效。《本草纲目》载"治诸骨鲠咽，取威灵仙一两二钱，砂仁一两，砂糖一盏，水二钟，煎一钟，温服"。

病案

某女，26岁。食鲫鱼后，出现吞咽时咽喉部刺痛、异物感，用手电查看咽部未见鱼刺，自觉位置较深，行中药治疗，后患者又诉右手指关节肿胀疼痛2天，要求用中药同时治疗，遂给予威灵仙50克，加水900毫升，煎煮成750毫升，每次服用250毫升，一日服完。次日复诊，患者诉吞咽时咽部刺痛、异物感以及指关节肿胀疼痛明显好转，再予上药50克服用，诸症消失。

临床用威灵仙配伍秦艽、桂枝、羌活，治疗上肢、肩膀疼痛有较好的疗效；若属于热者，去桂枝，加入桑枝，效果很好；配伍秦艽、川牛膝、木瓜，用于治疗下肢疼痛，效果较好；湿邪盛，加萆薢、薏苡仁、白术。

漫话中药，麻黄与桂枝配伍

麻黄、桂枝二药同用，可发汗解表、散寒除湿、止痛，首见于《伤寒论》中的麻黄汤，方中麻黄配桂枝，主治头痛发热、身痛腰痛、骨节疼痛等诸症。麻黄辛苦温，发汗解表，宣肺平喘，善行肌表卫分，为发汗之专药；桂枝辛甘温，发汗解表，温经脉，助阳气。二药相须为用，对治疗寒邪阻滞经脉导致的畏寒发热，头、身、关节疼痛有较好的效果。《伤寒论》中的大、小青龙汤，方中麻桂合用，主要取其散寒解表之功，《金匮要略》中的麻黄加术汤、桂枝芍药知母汤，以及后世的五积散、《类证治裁》中的薏苡仁汤，皆有此二味药物，功用皆为散寒除湿止痛。对于治疗痹症，《周仲瑛实用中医内科学》记载了由风寒湿导致的三种痹症的治疗方法，三种痹症皆选用薏苡仁汤加减治疗，此方出自《类证治裁》，组成：薏苡仁、苍术、当归、川芎、麻黄、桂枝、羌活、独活、防风、川乌、生姜、甘草。薏苡仁、苍术除湿；麻黄、桂枝、羌活、独活、防风、川乌温经散寒止痛；当归、川芎活血止痛。诸药合用，除湿散寒止痛，对于治疗风寒湿痹有较好的疗效。书中提到关节疼痛较甚者，加伸筋草、透骨草、寻骨风温经通络，这三味药并用，可增强散寒止痛、温经通络之功，临床可资借鉴。

书中又谈到寒热错杂的痹证，临床见关节灼热疼痛，而又遇寒加重，恶风怕冷，苔白罩黄；或关节冷痛喜温，而又手心灼热，口干口苦，尿黄，舌红苔黄，脉弦或紧或数。选用的代表方为桂枝芍药知母汤加减。

可见，麻黄配伍桂枝，用于治疗寒邪凝滞经脉的关节疼痛有较好的疗效。风邪盛者加羌活、独活、威灵仙，甚至全蝎、蜈蚣等；湿邪盛加苍术、白术、防己、薏苡仁等；寒邪盛加附子、细辛、川乌、草乌等。总之，此二味药相须为用引申出的经方、时方，对治疗痹证有较好的疗效。

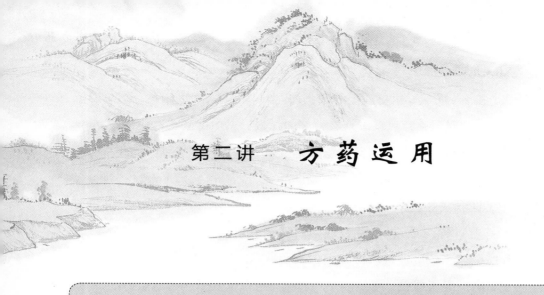

第二讲　方药运用

　　临床医师处方用药必有思路，这个思路就是我们常说的辨证论治。此讲皆为论方议案，或为医案医话，或为经方，或为时方，或经方与时方相结合。笔者将经方、时方贯穿在经典病案之中，每篇文章读来必有所获。

群方之冠，桂枝汤临床运用

　　《医宗金鉴》这样评价桂枝汤，"此方为仲景群方之冠，乃解肌发汗、调和荣卫之第一方也。凡中风、伤寒，脉浮弱，汗自出而表不解者，皆得而主之。其他但见一二证即是，不必悉具"。可知本方临床辨证之准确，疗效之好，运用之广，由古至今让无数医家称赞。现就临床运用此方的一些经验与体会录之于此，分享予同仁。

　　病案

　　某妇，58 岁，体胖，近 3 年来常感恶寒，常自觉背部、四肢发凉，入秋即开始加重，至冬天更甚，穿厚衣、盖厚被后方舒。次年春暖花开之时恶寒症状稍有好转，且易感冒，伴出汗，夜间睡眠差。西医诊断为自主神经功能紊乱，给药治疗无效，中医以补肾阳之品服之，效果甚微，患者颇为其苦。适逢其丈夫于笔者处住院，闻及笔者可用中医治疗此病，故要求试服3剂。患者精神较好，体胖，面红，舌苔薄白，脉沉细，双手冰冷。主诉近几日感全身骨节酸痛，以为感冒，自行服西药治疗，症状无好转。见患者一派"虚胖"之象，从恶寒、汗出、身痛等症状分析，再结合《伤寒论》"病常自汗出者，此为营气和，营气和者，外不谐，以卫气不共营气谐和故尔。以营行脉中，卫行脉外，复发其汗，营卫和则愈，宜桂枝汤"。可知，经常汗出的患者宜用桂枝汤调和营卫。

拟：桂枝汤合玉屏风散加味。

处方：桂枝15克，白芍15克，生姜3片，大枣10克，炙甘草6克，黄芪20克，防风10克，白术10克，羌活10克，龙骨20克，牡蛎20克，枣仁15克。

嘱患者服药3剂，每剂药服用2天，每天3次，药宜热饮。服药毕，诸症大减。再服2剂而愈，随访半年未见复发。

🏵病案🏵

张某，女，44岁，汉族，已婚，四川人。因恶风，喷嚏2天就诊。患者2天前无明显诱因出现恶风、轻微恶寒、不敢迎风，迎风则全身寒栗，伴喷嚏频作、流清涕、背部出汗。舌质淡红，苔薄白，脉浮。《伤寒论》云："啬啬恶寒，淅淅恶风，翕翕发热，鼻鸣干呕者，桂枝汤主之。"

处方：桂枝15克，白芍15克，大枣10克，生姜5片，防风10克，荆芥10克，薄荷10克，蝉蜕10克，炙甘草6克。

嘱患者服药3剂，以观疗效，患者服药3天后症状明显缓解，唯有轻微出汗，予桂枝汤合玉屏风散，再服3剂而愈。

数年前，笔者在农村当乡村医生时，邻村一老妪，患心悸数年，服药无数效果甚微，其女嫁到笔者所在的村子，闻及笔者擅长中医，遂请笔者前往诊治。患者体形消瘦，诉心悸 5 年余，曾以为患冠状动脉粥样硬化性心脏病，服用西药治疗乏效，伴乏力，夜间睡眠差，舌苔薄白，脉沉细，此为心阳虚之表现。

拟：桂枝加龙骨牡蛎汤。

处方：桂枝 15 克，白芍 15 克，大枣 10 克，生姜 5 片，龙骨 30 克，牡蛎 30 克，炒枣仁 30 克，炙甘草 6 克。

患者服药 3 剂，6 天后复诊，诉上述症状明显好转。嘱继续服用上方 5 剂，病情基本稳定，1 年内未见复发。后来心悸偶有复发，再以上方在他处抓药，服药后仍能改善症状。

今在各位前辈、同仁的总结下，桂枝汤扩大了应用范围，如对不明原因的发热、过敏性鼻炎、腹泻、多种皮肤疾病，包括湿疹、多形性红斑、荨麻疹、冻疮等，以及沉寒痼冷、肢体疼痛、虚劳虚损等疾病皆有较好的疗效。

言犹未尽，再续半夏泻心汤

病案

张某，男，42 岁，有乙肝"小三阳"病史 10 余年，未予治疗。患者近 1 个多月无明显诱因出现腹泻，每日 3 ～ 4 次，为黄色糊状便，无黏液脓血便，无里急后重感，无畏寒发热。曾在自治区人民医院做相关检查未见异常，服用西药后有好转，但停药后症状又复发，遂来笔者处就诊。刻诊，腹泻、腹胀伴腹痛，疼痛以脐周明显，肠鸣有声，伴食欲下降，舌苔黄、微腻，脉细。

拟：半夏泻心汤加味。

处方：半夏 10 克，黄连 9 克，黄芩 10 克，干姜 6 克，党参 15 克，大枣 10 克，炙甘草 6 克，木香 10 克，建曲 15 克。5 剂。

服药当天，腹泻症状即好转，续服月余，10 年痼疾得愈。

◆病案◆

李某，女，45 岁，汉族。诉胃脘部疼痛不适 2 周，似有物堵住胸部、胃脘部，食欲可，大小便正常，舌苔黄，微腻，脉弦滑。胃镜检查提示：糜烂性胃炎。心电图提示，心肌缺血。给予西药，雷贝拉唑肠溶片、铝碳酸镁咀嚼片、多潘立酮片、复方丹参滴丸口服，治疗 1 周，效果不显，遂劝其服用中药治疗。

拟：半夏泻心汤加味。

处方：半夏 10 克，黄连 9 克，黄芩 10 克，干姜 6 克，党参 15 克，大枣 10 克，炙甘草 6 克，延胡索 15 克，川楝子 10 克，木香 10 克，陈皮 10 克，佛手 10 克。

患者服药 5 剂，疼痛明显好转，唯有上腹部胀满不适依旧，如有物堵住感，查舌苔黄腻，脉弦。

拟：小陷胸汤加味。

处方：半夏 15 克，黄连 9 克，瓜蒌壳 15 克，枳实 15 克，厚朴 20 克，黄芩 10 克，干姜 6 克，大枣 10 克，炙甘草 6 克。

嘱患者服药 5 剂，5 剂药后疼痛胀满全部消失，唯感睡眠欠佳，继续以上方再服用 5 剂，病愈。

笔者曾在《医方拾遗：一位基层中医师的临床经验》一书中谈到此方的运用，但似乎有言犹未尽之感，故在此命名为"再续半夏泻心汤"。第 1 例患者，有乙肝病史，作为中医师，千万不能用西医的观点来考虑问题，如果熟读《伤寒论》，便会对半夏泻心汤的临床运用胸有成竹。本方的适应证有以下 4 个特点，痞、呕、鸣、利。此患者痞、鸣、利皆具备，故直接选用了半夏泻心汤加味治疗，效果显著。第 2 例患者以痞满为主要临床表现，且舌苔黄腻，对于半夏泻心汤证的舌苔，多有黄腻、白腻，或黄白相兼的表现，然根据现代医学的观点，患者有慢性胃炎，又有心肌缺血，而用中医的观点，即为痞，故选用半夏泻心汤、小陷胸汤治疗。

半夏泻心汤是临床很常用的方子，运用于治疗现代医学的肝胆胃肠道疾病，只要辨证准确，疗效均很好。但临床运用本方，剂量不宜过大，剂量过大则效果不显，这是重庆名中医王辉武教授的经验，并提出宁可再剂勿重剂。笔者运用此方剂量亦较小，效果确实很好。马有度先生认为，现代的慢性胃炎、消化性溃疡、神经官能症这些慢性胃肠疾病，以寒热夹杂、虚实互见的类型较为多见，所以常选用半夏泻心汤治疗。笔者受其启迪，治疗胃痛也多以此方加减治疗；或合金铃子散以行气止痛；或加陈皮、厚朴、枳壳、木香以行气除满；或加瓦楞子、浙贝母、海螵蛸以抑酸止痛，疗效颇为满意。

对于半夏泻心汤与其他处方合用，笔者在本书的相关章节有较为详尽的论述。

寒热虚实，治腰痛不忘补肾

补肾，首先说说杜仲这味药，在四川川北一带，民间有句话说得好"腰杆痛用杜仲"。杜仲这味药，在川北一带有少量的栽培，此药甘温，归肝肾经，功效为补肝肾、强筋骨、安胎。《本草汇言》中言本品为"补肝益肾，诚为要剂"，《本草通玄》谓本品"补肾则精充而骨髓坚强，益肝则筋健而屈伸利"，可知杜仲诚为补益肝肾之要药。

《中医内科学》将腰痛分为寒湿腰痛、湿热腰痛、瘀血腰痛以及肾虚腰痛，然而临床遇到的腰痛，往往不是以单一证型出现，并且发病形式也不同于教材中所写。我们在临床上遇到的腰痛疾病，多兼夹肾虚之症候。早在《素问·脉要精微论》中就有："腰者，肾之府，转摇不能，肾将惫矣。"提示腰痛病变部位在肾脏，且以肾虚为主。《张氏医通·腰痛》亦提出，腰痛以肾虚为本，风寒湿热闪挫瘀血滞气痰积皆为标。因此，腰痛以虚为多，且以肾虚为主，因腰为肾之府，又肾藏精，赖肾之精气以濡养，所以肾病最易引发腰痛。

临床见寒湿、湿热腰痛以及瘀血腰痛，多有肾虚的情况，寒湿易伤肾阳，湿热易伤肾阴，若瘀血腰痛，非初期者，也多为虚瘀并兼。

◈病案◈

杨某，男，37岁，汉族，厨师。腰痛2年余就诊。患者近2年常感腰痛，伴腰部沉重，腰部无冷热感，舌苔薄白，脉沉细，面色黧黑，此为寒湿腰痛挟有肾虚。面色黧黑，最常见的病因就是肾虚水泛和瘀血，患者虽无腰间如坐水中的感觉，但患者无热象。

拟：肾着汤加味。

处方：茯苓30克，苍术10克，白术10克，干姜10克，杜仲15克，狗脊15克，怀牛膝15克，桑寄生15克，续断15克，木瓜15克，独活10克，炙甘草6克。

患者服药5剂，腰痛症状明显改善，继续服药10剂，腰痛得愈。

◈病案◈

梁某，女，30岁，汉族，河南人。患者体型肥胖，因腰痛3个月就诊。患者近3个月来常在久坐、睡觉时感腰痛，以腰部正中疼痛为主，伴腰部冷感，舌苔白，微腻，脉沉细。

拟：肾着汤加味。

处方：茯苓30克，苍术10克，白术10克，桂枝10克，干姜9克，炙甘草6克，狗脊15克，杜仲15克，怀牛膝15克，桑寄生20克，延胡索15克。

服药3剂，腰部疼痛稍有好转，前药见效，嘱继续服药，再服3剂后，腰痛明显好转，但仍感腰部酸困，伴有睡眠欠佳。

拟：逍遥散加味。

处方：当归15克，白芍15克，白术10克，茯苓15克，柴胡10克，杜仲15克，怀牛膝15克，桑寄生15克，狗脊20克，续断15克，防己15克，甘草6克。

嘱患者服药 3 剂,3 剂药后,仍感腰部酸困,伴有轻微疼痛,失眠未见好转,此为肾气未复。

拟:肾着汤加味。

处方:茯苓 30 克,白术 10 克,干姜 9 克,炙甘草 6 克,菟丝子 15 克,补骨脂 15 克,杜仲 15 克,怀牛膝 1 克,桑寄生 20 克,延胡索 15 克,龙骨 20 克,枣仁 15 克。

患者服上方 3 剂,酸困疼痛十去八九,但失眠仍未好转,继续以上方治疗,腰痛得愈。

病案

殷某,男,48 岁。诉腰痛 1 年余。患者为木工,常年半弯腰工作。近 1 年来常感腰部酸痛,伴口干、小便黄,走路时间较长后即感腿软乏力,切其脉沉数,苔薄黄,此为湿热挟肾虚导致腰痛。

拟:四妙散加味。

处方:苍术 10 克,黄柏 10 克,怀牛膝 15 克,薏苡仁 20 克,杜仲 15 克,桑寄生 15 克,续断 15 克,狗脊 15 克,木瓜 15 克,补骨脂 15 克,独活 15 克,菟丝子 15 克。

患者服药 3 剂,复诊诉腰部酸痛好转,小便转清,走路时间稍长也不感腰酸腿软,继续服用上方治疗半个月,腰痛得愈。

病案

沈某,男,27 岁,汉族。因腰痛伴早泄半年余就诊。患者近半年常感腰部酸痛,仰俯更甚,伴轻微早泄、口干、小便黄。察舌苔黄、微腻,脉弦细。

拟:四妙散加味。

处方:黄柏 10 克,苍术 10 克,怀牛膝 15 克,薏苡仁 20 克,杜仲 15 克,续断 15 克,桑寄生 15 克,巴戟天 15 克,蛇床子 20 克,栀子 10 克,金樱子 15 克,芡实 15 克,沙苑子 15 克,山茱萸 15 克。

患者服药 5 剂后，诉腰痛明显好转，口干尿黄改善，交合时间延长，黄腻苔已退，继续以上方 5 剂，随访症状消失。患者就诊时主诉腰痛，即患者最需要解决的问题就是腰痛，医生应根据患者提供的症状进行思考。《中医内科学》中腰痛篇提到，有寒湿腰痛、湿热腰痛、瘀血腰痛以及肾虚腰痛，患者口干，小便黄，舌苔黄、微腻，此为湿热之象，患者脉细，有肾气亏虚之象，因此辨证为湿热腰痛挟肾气不足，故拟四妙散加味治疗。笔者治疗早泄，常于主要方剂中加龙骨、芡实、金樱子、山茱萸；治疗腰痛，于主要方剂中加用杜仲、桑寄生、续断、怀牛膝。

◖病案◗

某女，44 岁，汉族，已婚。诉腰痛 3 天。患者 3 天前无诱因出现腰部疼痛，以久坐、久卧后站立时疼痛尤为明显，疼痛以腰部正中部位为主，无白带增多，双下肢无放射性疼痛，腰部无冷热的感觉，舌质红，舌苔薄黄，脉沉滑，此为湿热腰痛挟肾虚。

拟：四妙散加减。

处方：苍术 15 克，黄柏 15 克，怀牛膝 15 克，薏苡仁 30 克，狗脊 30 克，杜仲 20 克，桑寄生 20 克，续断 15 克，木香 15 克，独活 15 克。

患者服药 3 天，腰痛症状消失。

以上几位患者，有寒湿腰痛，有湿热腰痛，治疗寒湿腰痛运用肾着汤，四妙散治疗湿热，再加了杜仲、寄生、续断、补骨脂等以补肝肾、强筋骨，对于缓解疼痛有较好疗效。且肾着汤与四妙散，一寒一热，皆为治疗湿邪腰痛立功，有巧夺天工之妙。

瘀血腰痛，临床多选用身痛逐瘀汤或活络效灵丹，但据"久病必虚、久病必瘀"的理论，肾虚瘀阻证也常见，临床见腰部疼痛，痛处固定，反复发作，腿膝酸软，遇劳为甚，舌质紫暗，或有瘀点，脉细，治疗此类腰痛时，笔者也常加些补肾强腰膝的药品，如杜仲、怀牛膝、桑寄生、续断、狗脊、补骨脂、菟丝子，效果甚好。

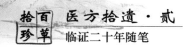

◉病案◉

某男，藏族。5 年前，骑摩托车受伤后，经常有腰痛不适，未予规律治疗，偶尔服用止痛药可以缓解。此次疼痛加重 1 周，只能跛腿而行，腰椎间盘 CT 提示，腰椎间盘突出。患者不愿行针灸、牵引治疗，来笔者处求中药治疗。察舌质紫暗，舌苔薄，脉沉涩。

拟：活络效灵丹加味。

处方：当归 24 克，丹参 30 克，乳香 10 克，没药 10 克，香附 15 克，鸡血藤 30 克，续断 15 克，狗脊 30 克，骨碎补 15 克，怀牛膝 15 克，土鳖虫 10 克，杜仲 20 克，桑寄生 20 克，延胡索 15 克。7 剂。

患者服药 2 天后与其相遇，诉腰痛若失，亦不再跛行，嘱其继续服药。

还有腰痛本证，就是肾虚腰痛，临床见腰痛时间较长，腰酸痛，伴膝软无力，喜揉喜按，卧则减轻，反复发作，劳累后为甚，治疗多选用左归丸或右归丸加味。笔者临床治疗腰痛，患者腰痛绵绵，时间较长，但辨证时无阴阳寒热之辨，则多选用李可先生的肾十味治疗。处方：淫羊藿、枸杞子、补骨脂、菟丝子、盐巴戟肉、盐杜仲、骨碎补、川断、仙茅、沙苑子（或用狗脊）。此方无温燥之弊，无滋腻之虞，阴阳并补，腰痛可愈。

仔细辨证，另类咽痛治验录

◉病案◉

某男，38 岁。患感冒后，常觉咽中干燥，甚至咽喉疼痛，曾服用咽炎片、青霉素等药物治疗，症状可以好转，但停药后症状又复发。历时 1 年多，且病势日益加剧，气噎梗阻，咽中如有一物，自觉吞咽不利，烧灼疼痛，声音嘶哑。曾在某医院以慢性喉炎治疗，症状无好转。患者面色惨白，六脉形窄不宽（细脉），体薄不实。察其所服用的处方，泻浮游之火（玄参、麦冬等），清三焦之热（黄芩、黄连、栀子等），滋阴降火（知母、黄柏、地黄等），泻亢盛之阳（石膏、大黄）等药品，处方为凉膈散、导赤散、知柏地黄汤、黄连阿胶鸡子黄汤、半夏厚朴汤加味，均不见效。

《医学心悟》载："少阴之脉，循喉咙，挟舌本。热邪传入少阴，消烁肾水，则真水不得上注于华池，故干燥异常，而渴之甚也。""咽者，少阴经脉所过之地也，热邪攻之，则咽痛。"可知，本病为少阴经脉之病变，《伤寒论》载："少阴病，咽中干，生疮，不能言语。声不出者，苦酒汤主之。"少阴之脉系舌本，非金水相滋，不足以顺咽干，服滋润之药过多，胸中停饮是属可疑，温者恐耗其气，纯辛走表，纯苦清热，皆在所忌。

拟：苦酒汤。

处方：半夏12克，苦酒（醋）1000毫升，鸡子白6枚。

将苦酒置于瓦罐中，再投以半夏，煎煮20分钟，再投以鸡子清搅匀煎沸后，令患者频频饮服。方中苦酒敛疮下火，半夏降逆除痰，宽胸膈，《神农本草经》载："半夏生当夏半，感壹阴之气，故能敛阳和阴。"鸡子白走气分，故声不出者宜之。鸡子黄走血分，故心烦不卧者宜之。《伤寒论》中的黄连阿胶鸡子黄汤即是此意。患者服上方半个月，病势大减，咽中梗阻感减轻，声音得出，嘱其继续服用，连服20余天，病愈。

治疗咽喉部疼痛、声音嘶哑者，常选用清热解毒、软坚化痰、滋阴润燥的药物，而对于热邪传入少阴，消烁肾水，真水不得上注于华池，而见有咽喉部疼痛等症状者，应仔细辨证，方不致误。

在陈鼎三的《医学探源》一书中，先生谈到半夏散及汤时，注：余每以利膈汤代此方。即荆芥、防风、甘草、桔梗、薄荷、僵蚕、牛蒡子、玄参。笔者师其法，于上方基础上加射干、浙贝母，以利咽化痰，并命名为利咽十味汤。处方：荆芥10克，防风10克，薄荷10克，僵蚕10克，桔梗15克，甘草10克，牛蒡子10克，玄参10克，射干10克，浙贝母10克。本方实为《喉科指掌》之六味汤加味而成，如《古方今病》中一案："刘某患咽哑喉干，破溃，不思食，周身沉乏半年之久，百治不效。余诊之，脉浮而大，大则伤气，浮则为风，因热伤气受风所致。以六味汤加生芪一两、人参三钱、桂枝一钱五、水煎服，十八付痊愈。"

学以致用，茵陈蒿汤治验录

病案

某男，31岁。3天前晚上突患呕吐，胸骨疼痛，未治疗，次日晨起伴右胁下疼痛，颇为剧烈，胸脘痞闷，食欲不振。某医投以附子理中汤1剂，翌日，病情转变，全身发黄，小便黄如橘子色。来笔者处诊治，详细询问病史，已经数日不食，并感乏力，未予重视及治疗。观其形，神志清，精神差，眼眶凹陷，白睛发黄，鼻梁青紫，舌苔黄腻，其脉弦劲有力，自觉小腹烧灼阵痛，溲时茎中疼痛，其色如菜油，大便欲便而不便，口渴思饮，脘腹胀满。

通过上述症状，即可诊断为黄疸，再进行辨证，《伤寒论》载："阳明病，瘀热在里，身必发黄，茵陈蒿汤主之。""阳明病，无汗，小便不利，心中懊恼者，身必发黄。""伤寒七八日，身黄如橘子色，小便不利，腹微满者，茵陈蒿汤主之。"其中小便不利、腹微满、心中懊恼等症状，与此患者的症状贴切，故此病当属阳明病湿热发黄，法当泄热利湿退黄。

拟：茵陈蒿汤加味。

处方：茵陈30克，大黄6克，栀子18克，车前草30克，黄柏12克，马兰30克。

服药1剂，肤黄有减退，白睛、小便仍黄，但小便时不疼痛，能进稀粥一碗，下燥粪十余枚，其色黑而坚硬，继续服药2剂，1周后，黄退便清，食欲倍增，痛苦全消。

拟：小柴胡汤加味。

处方：柴胡 10 克，黄芩 10 克，半夏 10 克，党参 15 克，郁金 10 克，谷芽 10 克，麦芽 10 克，鸡内金 10 克，马兰 20 克，茵陈 20 克，炙甘草 5 克。

患者服药 5 剂后病愈。

记得在校期间，学习《方剂学》时，老师讲到茵陈蒿汤治疗黄疸效果很好，并且说黄疸的治疗不宜超过十八天，超过十八天则不易治疗。后又在《金匮要略·黄疸病脉证并治》中读到"黄疸之病，当以十八日为期，治之十日以上瘥，反剧为难治"。此患者治疗约半个月而病愈，可见仲景的制方和理论，临床实用价值之高，不可言喻。诚如《医宗金鉴》评价此书说："诚医宗之正派、启万世之法程，实医门之圣书也。"

马兰，在川北一带较多见，田边地里随处可采摘，其辛、苦，性寒，无毒，入肝、脾二经。具有凉血止血、清热利湿、解毒消肿、化食消胀等功效。用本品治疗小儿膈食病（消化不良）效果较好，临床中医工作者多以本品加入复方中运用。

《重庆名医证治心悟》中介绍一方，两鱼隔山撬方，由鱼腥草、马兰、隔山撬各 30 克，调和脾胃、行气消胀；主治食欲不振、饮食不化、嗳气频频、胀满隐痛；可治疗慢性肝炎、慢性胆囊炎、伤食积滞之食欲不振；临床可与柴芍六君子汤、越鞠丸、四逆散等方剂合用。

头眩呕吐，小半夏加茯苓汤

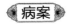

某女，28 岁。去年 8 月，因过食油腻食物，加之冒雨劳作，当晚即出

现大腹胀满、心下疼痛、噎膈吞酸、欲呕不能，服健胃消食片和多潘立酮片后，气逆胀满症状有所好转，但心下隐隐作痛。行动时胃中水声咚咚，有时哕声连连，并吐出痰水三五碗，食欲减退，生冷硬食均不敢咽，胀满症状时起时伏，精神不振，全身无力，并在县医院治疗，服西药也无好转。来笔者处诊治时，已病半年之久，询问其病，前证俱在，并有头目眩晕、心中悸动不安，一派虚痞之象，大便溏薄，小便自利，肋间时有胀满感。察其脉沉细而濡，观其舌苔白腻如腐，望其色天庭晦暗，两颊㿠白，此为湿困太阴，水湿内停，法当利水宽中，降逆止呕。

拟：小半夏加茯苓汤加秫米。

处方：半夏12克，生姜24克，茯苓60克，秫米（高粱米）60克。

翌日复诊，诸症悉减。

拟：六君子汤。

处方：党参15克，茯苓20克，白术10克，陈皮10克，半夏10克，炙甘草6克。

六君子汤开胃进食消痞行滞，连进7剂（共服药半个月），患者精神转佳，饮食能进，面色红润，诸症痊愈，半年后随访未见复发。

此患有3个主要症状，即心下隐隐作痛、痞满、呕吐。再有胃中水声，心悸、头眩等兼症，然辨病，或胃痛，或痞满，或呕吐，该是哪个呢？按教科书的内容，此患因为饮食所伤，再兼感有水湿之邪而患病，辨证似乎当为饮食伤胃，治疗当以保和丸加减。但此患胃中有水声，伴心悸、头晕等水邪犯胃及心的症状，再有此患脉象沉细而濡，有别于伤食后的滑脉，似乎用保和丸又有不妥。细细想来，《中医内科学》中没有提到胃痛、痞满的水饮停胃的证治，再看呕吐篇中的痰饮内阻证型，与本证相符，故诊断为呕吐比较合理。再思之，《金匮要略》载："卒呕吐，心下痞，膈间有水，眩悸者，小半夏加茯苓汤主之。"这段话，正与此案的症状契合，故选用了小半夏加茯苓汤治疗，因本病伤于食，故加秫米健胃消食。

临床辨证选方用药，要将书中内容与临床实践相结合。正如当年师傅的一句话："读书要进得去，出得来，不能读死书。"

经方详解，气化理论治尿频

病案

朱某，女，51 岁。夜尿频多 2 年余，每晚小便 7 ～ 8 次，颇为其苦，伴夜间口干、睡眠差，曾以为糖尿病，多次查血糖均正常，尿检未见异常，经多方医治，服用中药无数，未见疗效。在某医院泌尿科治疗，给予口服琥珀酸索利那新片，症状有所好转，但停药后又复发，遂来笔者处就诊。仔细询问病史，患者伴腰部胀，以蹲着劳动站起时为甚，偶感心烦，舌质红，舌苔薄白，脉沉细，《金匮要略》载："虚劳腰痛，少腹拘急，小便不利者，八味肾气丸主之。"

拟：金匮肾气丸合缩泉丸加桑螵蛸。

处方：熟地黄 20 克，山药 15 克，山茱萸 15 克，牡丹皮 9 克，茯苓 15 克，泽泻 10 克，附子 10 克（先煎 30 分钟），肉桂 6 克，花粉 15 克，桑螵蛸 20 克，益智 15 克，乌药 10 克。

服药 4 剂，二诊时，患者诉夜尿明显减少，每天晚上小便 2 ～ 3 次，睡眠亦较前好转，上方见效，再于上方加龙骨 20 克，服药 4 剂，病告痊愈。

病案

某老年女性，诉尿频、口干月余，饮水较多，每半小时小便 1 次，白天尤为明显，夜尿次数亦较多，无尿急、尿痛等不适，伴少腹胀满，无疼痛，诊其脉沉细，观其舌苔黄燥。来诊时要求体检，查血糖、尿常规、双肾输尿管膀胱 B 超，未见异常。《伤寒论》中的五苓散证载："小便不利，微热消渴者，五苓散主之。"

拟：五苓散加味。

处方：茯苓 15 克，猪苓 15 克，泽泻 18 克，白术 15 克，桂枝 10 克，乌药 10 克，桑螵蛸 10 克。

嘱上方服用 6 剂，以观疗效。患者服上方后小便次数明显减少，2～3 小时 1 次，无口干，少腹部胀满不适消失，患者信心倍增，继续服用上方 6 剂，病愈。五苓散治疗小便不利，或尿频，或小便短少，临床应灵活对待。

病案

陈某，男，24 岁，汉族，未婚。因尿频 1 年余就诊。患者近 1 年来白天、晚上小便次数较多，每日小便十余次，夜间 1～3 次，伴腰部、臀部寒冷，四肢冰凉，曾服药较多，效果欠佳，遂来笔者处诊治。察舌质淡，舌边有齿痕，舌苔薄白，脉沉细。

拟：肾着汤加味。

处方：炙甘草 15 克，干姜 30 克，茯苓 30 克，白术 15 克，覆盆子 15 克，益智 20 克，补骨脂 15 克，桑螵蛸 30 克，龙骨 30 克，白果 10 克。

患者服药 7 天，尿频症状明显改善，四肢以及腰部仍感冰凉，后以上方加肾四味治疗 4 周，其病得愈。

《素问·灵兰秘典论》载："膀胱者，州都之官，津液藏焉，气化则能出矣。"膀胱的主要生理功能就是贮尿和排尿。与肾相表里，膀胱功能正常与否，全耐肾脏的气化功能，而膀胱的气化，实际上是隶属于肾脏的蒸腾气化。尿液为津液所化生，在肾的气化作用下生成尿液，下输于膀胱。前两例患者膀胱气化失司，水道失调，水蓄于内，津液不能化生、输布、上承，故见口干、舌苔黄燥，小便不利，特别注意，此处的小便不利，应该有双重意思，就是既有小便的排泄不畅，如尿频、尿急、尿痛，也有小便的次数增多，如遗尿等，更有甚者会出现水湿泛溢肌肤的水肿。陈瑞春先生用本方加味治疗小儿遗尿，加远志、石菖蒲，效果很好；用本方治疗老年人夜尿，加肉桂、益智，亦取得很好的疗效。熊继柏先生用本方治疗忍小便则手心胀痛，伴尿频不适，辨证为膀胱气化不利，水气凌心，影响经脉，用五苓散加丹参治疗2周则病愈。此患者有尿频，腰部、臀部以及四肢冰凉，此为肾阳虚，寒湿之邪浸渍，而有此症状的出现，用肾着汤加入覆盆子、益智、补骨脂、桑螵蛸、龙骨、白果等温肾阳，除寒湿，故而显效。

当然，上面提到的膀胱气化失司，临床若以尿频、尿急、尿痛等不适之症为表现，运用五苓散的机会相对较少，而此种情况多为水与热结于膀胱，导致膀胱气化功能障碍，选用猪苓汤加味治疗，效果较好。

善用经方、用好经方是一个医生技术水平的体现，而良好的医德更是衡量一个医生的标杆，因此，为医者不但要有神仙本领，更要有菩萨心肠。

辨证选方，柴胡剂治疗耳鸣

耳鸣是指患者自觉耳内鸣响，如闻蝉声，或如潮声，或细或爆，妨碍听觉的症状。在生活中和临床上，肾虚耳鸣较为常见，此类患者多服用六味地黄丸。其实，耳鸣不完全是由肾虚导致的，我们来看看以下医案。

病案

张某，男，25岁，土家族，湖北人，因感冒后出现右侧耳鸣，伴轻微发痒5天。患者连续5天出现鼻塞、流涕、咽痛、咳嗽等不适症状，给予输液、口服西药等治疗后，症状缓解。过段时间又出现右侧耳鸣，伴耳内轻微瘙痒不适，不影响听力。察舌苔薄黄，舌边有齿痕，脉沉。

拟：小柴胡汤加味。

处方：柴胡 24 克，黄芩 12 克，半夏 12 克，党参 10 克，大枣 10 克，路路通 15 克，川芎 10 克，防风 10 克，葛根 20 克，蝉蜕 10 克，香附 10 克，炙甘草 6 克。

患者服药 3 剂，耳鸣即耳内瘙痒不适症状消失。此患者耳鸣，起病急，发病时间短，当为实证，患者外感风热之邪，虽经输液、西药治疗，但余热未消，热邪郁留少阳，清窍不通，故而耳鸣，治疗选用小柴胡汤清少阳经之郁热，佐以路路通、川芎、葛根、防风、蝉蜕以祛风开窍，诸药合用，效果颇佳。

◆**病案**◆

陈某，女，47 岁，汉族，已婚。诉耳鸣失眠 3 年，加重 20 天。患者近 3 年来经常出现耳鸣，伴头昏涨痛，发热出汗，手足心烦热，口干口苦，失眠心烦，不易入睡，头痛严重时，以头撞墙方感觉舒适，间断服药治疗，效果甚微，近 20 天上述症状有加重之势，遂来笔者处就诊。察舌质红，舌苔黄，微腻，脉弦数。

拟：柴胡加龙骨牡蛎汤合酸枣仁汤加减。

处方：柴胡 18 克，黄芩 15 克，半夏 15 克，炙甘草 6 克，茯苓 30 克，桂枝 15 克，龙骨 30 克，牡蛎 30 克，磁石 30 克，枣仁 30 克，知母 10 克，川芎 10 克，栀子 10 克，远志 10 克，夜交藤 30 克。3 剂。

1 剂药服 2 天，患者服药后复诊，诉耳鸣、头涨痛、口干口苦等症状明显好转，但仍感失眠，舌质红，舌苔黄、微腻，脉弦数。拟上方加石菖蒲 15 克，3 剂。复诊诉失眠亦好转，继续以此方治疗 2 周，病愈。

治疗耳鸣，首先分清虚实。耳为宗脉之所聚，风为百病之长，风邪乘袭，入于经脉，随脉入耳，与气相击，耳窍闭塞，发为耳鸣，可见耳鸣之发，与风邪关系密切，因此治疗时除辨证施治外，可酌加祛风通窍之品。如冯先波先生用路路通、石菖蒲、磁石、石决明、淮牛膝，或加川芎、香附、蝉蜕、柴胡、石菖蒲等。治疗耳鸣，总以辨证选方为好，治疗实证耳鸣多以银翘散、龙胆泻肝汤、温胆汤加味，治疗虚证耳鸣，多以益气聪明汤、耳聋左慈丸、通窍活血汤加味。

肝胃郁热，化肝煎治疗胃痛

胃痛，在临床比较常见，临床对于本病的诊断，《中医内科学》中的概念是，上腹胃脘部近心窝处疼痛为主症的病证，可为胀痛、刺痛、灼痛、剧痛、隐痛，并伴有食欲不振、恶心呕吐、嘈杂反酸、嗳气，多有反复发作病史，发病前多有一些诱因，如天气变化、情志不畅、劳累、饥饿、进食生冷干硬或辛辣刺激，或饮酒等。

◈病案◈

彭某，女，37岁，已婚，汉族，四川人。因反复胃痛2年来门诊就诊，以饥饿时疼痛明显，并感胃脘胀满不适，伴口干、口苦，食欲二便正常，反复发作，服用西药治疗后有好转，但停药后又复发，曾服用中药治疗无效，故今日来做胃镜检查提示，慢性浅表性胃窦炎伴胆汁反流。脉沉弦，舌苔黄腻。

拟：化肝煎加味。

处方：陈皮10克，青皮10克，牡丹皮10克，栀子10克，佛手15克，白芍30克，炙甘草10克，木香10克，黄连6克，枳壳10克，黄芩10克。

嘱患者服药5剂，每日1剂，患者服药第2天症状明显改善，自诉从没服过见效如此快的中药，原以为中药疗效很慢，1周后复诊，诉偶有胃脘部疼痛，伴胀满不适，黄腻苔较前已退，再予上方加厚朴20克，嘱患者服用5剂，病愈。

此案患者主诉胃脘部疼痛，辨病当为胃痛，其疼痛特点为饥饿时疼痛，伴胃胀、口干口苦，舌苔黄腻，脉沉弦，此处辨舌苔、脉象很重要。疼痛的性质与患者的自我感受和描述的准确性有极大的关系，其证型当为肝胃郁热，故选化肝煎疏肝行气止痛、清热除湿。重用芍药以止痛，加佛手、木香、枳壳以增行气止痛之功；加黄芩、黄连以清热除湿。诸药合用取效颇佳，见效后，气滞仍甚，故加厚朴善后。因此，治疗疾病的思路为"抓主证，辨证型，选方药，随加减，酌计量"。

写到这里，笔者突然忆及运用此方的一点感悟。笔者年少时经验尚浅，读《中医内科学》时，不屑化肝煎这一处方，学习了熊继柏先生运用此方的经验后，才有了临床运用此方的感悟。

🌸 **病案**

段某，女，64岁。因反复胃中灼痛、胃胀十余年，复发加重1个月，伴嗳气反酸，痛时连及两胁，食纳可，大便干结，舌红，舌苔薄黄，脉弦细。辨证为肝胃郁热。[①]

拟：化肝煎合金铃子散加减。

处方：陈皮10克，青皮10克，牡丹皮10克，栀子10克，泽泻15克，平贝母30克，白芍20克，炙甘草10克，延胡索10克，川楝子10克，火麻仁20克，瓦楞子15克，枳实15克。

患者经治疗月余而愈。

笔者反复阅读了熊老的这本医案，再结合自己的临床经验，临证处方用药才可得心应手。

熟读经典，梅核气应选经方

《金匮要略·妇人杂病脉证并治》载："妇人咽中如有炙脔，半夏厚朴汤主之。"此条文的症状描述了妇人自觉咽中如有烤肉块梗阻不适，咯之不出，

---

① 摘自《熊继柏医案精华》

吞之不下，但吞咽饮食又无障碍，多与七情失调有关。由于情志抑郁不舒，肝失条达，气机郁结，遂致津行不畅，聚而为痰，气滞痰凝，上逆于咽喉，故致此病，后世又称之为梅核气，治疗当理气降逆、化痰散结，选用半夏厚朴汤治疗。

◉ 病案

李某，女，汉族，四川南充人。因咽喉部不适伴呃逆10年多，曾做胃镜检查提示，反流性食管炎。在川北医学院门诊口服兰索拉唑、穿心莲滴丸等治疗，症状好转，今再次发作，感咽喉部不适，无疼痛，有异物感，伴胸部胀满不适，呃逆或矢气后症状好转，呃逆尤以餐后或吸冷空气后为甚，食欲尚可，大小便正常，舌苔薄黄，脉弦。

拟：半夏厚朴汤合半夏泻心汤加味。

处方：半夏12克，厚朴15克，茯苓15克，苏叶10克，黄连6克，黄芩10克，生姜3片，大枣10克，党参15克，陈皮10克，炙甘草6克。

患者服药1剂，呃逆未作，胀满不适明显减轻，嘱继续服药7剂，诸症消失，随访半年未见复发。

患者主症是呃逆，咽部异物感，胸部胀满不适，此为痰气凝结，阻于咽喉，气欲有出路，必有呃逆矢气，气机郁滞则胸部胀满。方中半夏、厚朴、生姜化痰开结，下气降逆；茯苓渗利以祛痰；更用芳香清扬的紫苏叶利气解郁。笔者亦常将此二方合用，治疗胃脘部胀满疼痛不适，伴嗳气反酸者，舌苔见黄白腻而偏厚，舌质红，脉濡滑者。

◉ 病案

吴某，女，34岁，汉族，已婚。诉夜间喉咙有声音5个月，伴口干、睡眠差，舌质淡红，舌苔薄，脉沉弦。

拟：半夏厚朴汤加味。

处方：半夏18克，厚朴20克，茯苓15克，紫苏梗15克，木蝴蝶10克，射干 15 克，陈皮 10 克，浙贝母 15 克，玄参 15 克，麦冬 15 克，桔梗 20 克，生姜 15 克。

患者服药 7 天，喉间仍有声音，但声音次数较少，伴大便不成形，舌质淡红，舌边齿痕，舌苔薄，脉沉细，平素有月经量少，仍拟上方治疗 1 周，复诊诉声音消失，睡眠非常好，再予上方 1 周以资巩固。3 个月后随访，疾病再未复发。

此案患者以喉间有声音为主诉就诊，《金匮要略》载："咳而上气，喉中有水鸡声，射干麻黄汤主之。"那是不是就该运用此方治疗呢？射干麻黄汤治疗喉间有声音，是基于咳嗽、喘气症状的，其病机在于寒痰伏肺，遇外感而触发，痰随气升，气因痰阻，相互搏击，壅塞气道而形成的痰鸣声音，也就是相当于现代医学的哮喘。而此患者只是喉间有声音，并无咳嗽、喘息等不适，所以不考虑为哮病。然此患者之喉间声音，笔者仍认为是痰气交阻所致，遂拟半夏厚朴汤加味治疗，取效颇佳。

经方时方，咳嗽加减之妙法

关于咳嗽一病，笔者在《医方拾遗：一位基层中医师的临床经验》中曾经写过，之所以不厌其烦地多次提及这方面的内容，是因为此病笔者在临床上遇到得最多，有很多成功的临床经验，也有失败的教训。咳嗽一病虽然常见，但不好治疗、不易治疗，故本书多处对咳嗽一病进行了详细论述。

病案

李某，女，27 岁，纳西族，云南大理人。因咳嗽 2 周就诊，患者初期出现发热、咳嗽、咳黄色黏痰，拍胸片、查血常规检查未见异常，经输液治疗 3 天后未再发热，但仍有咳嗽，咳少量黄色黏痰，并开始感觉右侧胸痛，咳嗽时疼痛加重，遂来笔者处就诊。察舌苔黄，微腻，脉浮滑，此为痰热犯肺。

拟：桑贝止嗽散合小陷胸汤加减。

处方：桑白皮15克，川贝母9克，桔梗15克，百部15克，紫菀15克，陈皮12克，荆芥10克，白前15克，黄连9克，瓜蒌壳20克，枳壳15克，郁金15克，枇杷叶15克，炙甘草6克。

嘱患者服药2剂，每剂服用2天，5天后复诊，患者诉胸痛、咳嗽大减，有轻微胸闷、气紧，黄腻苔已退，舌苔薄白，脉浮。

拟：杏贝止嗽散加减。

处方：杏仁12克，川贝母10克，桔梗15克，百部15克，紫菀15克，陈皮12克，荆芥10克，白前15克，僵蚕15克，法半夏15克，炙甘草10克。

嘱服药3剂，咳嗽得愈。

患者之疾，病程较短，诊断为外感咳嗽，且表现为一派热象，这是感冒终末期的临床表现，临床比较常见，但此时我们是否该选用桑菊饮、桑杏汤加味治疗呢？在临床上我们常发现此阶段的患者不见风热犯肺的症状，也不见燥热津伤的临床表现，若选用以上二方，效果多不显，故借用熊继柏先生的经验，运用止嗽散加桑白皮、川贝母治疗，名为桑贝止嗽散，但此患者右侧胸痛，咳嗽时疼痛加重，舌苔黄微腻，脉浮，故与小陷胸汤合用，取效颇佳。患者经治疗后咳嗽虽减，但又感胸闷、气紧，故又用止嗽散加杏仁、川贝母，命名为杏贝止嗽散，以止咳化痰平喘。

咳嗽多出现于感冒后期，患者咳嗽时间较长，咳黄色黏痰，伴胸痛、胸闷，舌苔黄腻，脉滑。

拟：桑贝止嗽散。

处方：桔梗10克，紫菀15克，百部10克，陈皮10克，荆芥10克，白前10克，甘草6克，杏仁10克，薄荷10克，桑白皮15克，半夏10克，浙贝母15克。

合小陷胸汤，治疗痰热咳嗽；合三拗汤，治疗寒邪犯肺之咳嗽；合玉屏风散，治疗咳嗽后期的出汗；合麻杏石甘汤，治疗痰热咳嗽兼有喘息者；合玄贝甘桔汤，治疗咽喉部不适伴咳嗽；合苍耳子散，治疗咳嗽兼有鼻炎症状者；合黛蛤散，治疗肝火犯肺导致的咳嗽；合苓甘五味姜辛汤，治疗咳嗽、咽痒、无痰、遇风受凉后咳嗽发作，或咳嗽吐白色泡沫样痰；合生脉散，治疗咳嗽后期有伤阴之象者；若咳脓痰，合千金苇茎汤加味治疗。这种加减组合，笔者借鉴了熊老的经验，笔录于此，供同仁诸君参考。

笔者认为，医学不管是中医还是西医，很大程度上都是经验医学（天才除外），怎样与患者交流、沟通，怎样察色按脉，怎样问诊，怎样辨证、选方，这些都需要经验，经过多年的积累才能成为一名好的医生。中医是经验的积累，是实践出真知的写照。

湿性重浊，宣痹汤疗湿热痹

《温病条辨》载："湿聚热蒸，蕴于经络，寒战热炽，骨骱烦疼，舌色灰滞，面目萎黄，病名湿痹，宣痹汤主之。"宣痹汤处方：防己15克，杏仁10克，滑石30克，连翘15克，山栀10克，薏苡仁20克，半夏10克，晚蚕沙15克，赤小豆皮20克。"故以防己急走经络之湿，杏仁开肺气之先，连翘清气分之湿热，赤豆清血分之湿热，滑石利窍而清热中之湿，山栀肃肺而泻湿中之热，薏苡淡渗而主挛痹，半夏辛平而主寒热，蚕沙化浊道中清气，痛甚加片子姜黄、海桐皮者，所以宣络而止痛也"。

本方用于治疗湿痹，临床症见恶寒发热，全身骨节疼痛为主要症状，舌苔黄腻，脉多滑数者。

（病案）
一青年男子于门诊就诊时，诉双下肢酸胀3个月余，以小腿、大腿部位最为明显，伴有轻微胀痛，不影响活动，无腰痛，无肢体发麻感，患者曾求治于很多西医，治疗效果不显，又做腰椎 CT 检查，血常规、电解质检查均未见异常，来内科门诊就诊。患者舌苔黄、微腻，脉沉滑数，此为湿热之邪流注于下焦所致。

拟：宣痹汤合四妙散加减。

处方：防己 15 克，杏仁 10 克，滑石 30 克，连翘 15 克，山栀 10 克，薏苡仁 20 克，半夏 10 克，晚蚕沙 15 克，赤小豆皮 20 克，黄柏 10 克，苍术 10 克，川牛膝 15 克，姜黄 15 克，海风藤 15 克。

因笔者处没有海桐皮，故选用了海风藤。患者服药 7 剂，小腿酸胀感明显减轻，舌苔黄、不腻，唯感大腿部酸胀，继续以上方服药 7 剂，酸胀感明显好转，但站立较久时仍感酸胀，第 3 次复诊时患者嫌药效太慢，又嫌煎药太麻烦，遂未再继续服药。

此患者的治疗总体来说，效果较好，但患者未坚持服药，故未完全治愈。此案辨证要点是，患者诉下肢酸胀不适，轻微疼痛，舌苔黄腻，脉滑，此为湿热为犯，如《黄帝内经·素问》载"伤于湿者，下先受之"；《黄帝内经·痹论》载"痹，或痛，或不痛，或不仁，或寒，或热，或燥，或湿，其故何也""痛者，寒气多也，有寒，故痛也。其不痛不仁者，病久入深，荣卫之行涩，经络时疏，故不通，皮肤不营，故为不仁"。结合《黄帝内经》理论，诊断为痹症明确，我们再看吴鞠通的《温病条辨》载："《经》谓：风寒湿三者合而为痹。《金匮》谓：经热则痹。……大抵不越寒热两条，虚实异治。寒痹势重而治反易，热痹势缓而治反难，实者单病躯壳易治，虚者兼病脏腑夹痰饮腹满等证，则难治矣，犹之伤寒两感也。"可知为湿热痹，吴鞠通认为治疗热痹，时间较长，难度较大，也更印证了"湿邪重浊黏稠，不易速去"的特点。

在这里要多写上一笔，就是临床最常见的痛风，多为脚趾、踝关节疼痛、红肿，影响活动，有一个处方效果很好，就是加味苍柏散，此方出自《医宗金鉴·杂病心法要诀》，原方为治湿热下注、红肿热痒之脚气病所设，歌诀：

加味苍柏实湿热，二活二术生地黄，知柏芍归牛膝草，木通防己木瓜榔。处方：苍术 15 克，黄柏 12 克，木瓜 15 克，川牛膝 15 克，独活 10 克，羌活 10 克，木防己 12 克，木通 6 克，地黄 12 克，赤芍 15 克，当归 12 克，知母 9 克，炒槟榔 9 克，白术 15 克，生甘草 6 克，乳香 6 克，制没药 6 克，炒神曲 15 克。痛风之疾，其发病与饮食结构不合理有直接关系，故要求患者忌口非常关键，如痛风患者，应控制摄入高嘌呤饮食，如啤酒、蘑菇、油菜、菠菜、海鲜类、动物内脏、豆类、菜花等。严格忌口，改变不良生活方式，再配合中药治疗，则事半功倍。

中年女性，乳癖效方何其多

乳癖，首见华佗《中藏经》，宋代《圣济总录》对于本病的病因病机及症状做了具体描述："妇人以冲任为本，若失于调理，冲任不和，或风邪所客，则气壅不散，结聚乳间，或硬或肿，疼痛有核。"《中医外科学》将乳癖命名为乳腺增生病，表现为乳房胀痛和乳房结块，并伴有月经周期改变或情志变化，多发于 30—50 岁妇女，是临床最常见的乳房疾病，有一定的癌变危险。西医称乳癖为乳腺囊性增生症。本病若早期诊断，病情较轻，及时治疗，一般预后良好，但也有向癌症转变的患者。

病案

贾某，女，38 岁，汉族，已婚。诉左侧乳腺包块伴疼痛 1 年余。B 超提示，左侧乳腺囊肿，纤维瘤，乳腺瘤体大小约 1.1cm×1.4cm，同时伴有睡眠欠佳、手足心发热，间断服药治疗，症状无明显好转，舌质红，舌苔薄，脉沉细。

拟：王不留行 15 克，延胡索 10 克，麦芽 15 克，青皮 10 克，橘叶 30 克，柴胡 15 克，白芍 15 克，枳壳 15 克，炙甘草 6 克，瓜蒌壳 15 克，当归 15 克，丹参 30 克，乳香 12 克，没药 12 克，海藻 15 克，夏枯草 30 克，白蒺藜 15 克，浙贝母 20 克，天花粉 20 克。

患者服药 1 周，症状无好转，上述症状依旧。思之，患者手足心发热、睡眠差，脉沉细，属肾阴虚。

拟：二仙汤加减。

处方：淫羊藿 15 克，仙茅 12 克，巴戟天 15 克，当归 15 克，知母 12 克，黄柏 15 克，女贞子 15 克，龙骨 30 克，牡蛎 30 克，玄参 15 克，浙贝母 20 克，夏枯草 20 克，橘核 20 克，荔枝核 15 克，香附 15 克。

患者服药 1 周，上述症状均得以改善，后患者间断服用上处方 2 个月，诸症基本消失。

◉ 病案 ◉

某女，43 岁，藏族，已婚。诉右侧乳房包块伴疼痛半年余。患者近半年常感右侧乳房疼痛，以生气或经期疼痛加重，自己可以触摸乳房包块，约李子大小，有压痛，未予治疗。来笔者处检查，乳腺 B 超提示，乳腺增生。察患者面色萎黄，精神较差，给予中药治疗。

拟：逍遥散加减。

处方：柴胡 15 克，白芍 15 克，白术 10 克，茯苓 15 克，当归 15 克，香附 10 克，郁金 10 克，鹿角霜 10 克，橘核 30 克，荔枝核 15 克，昆布 15 克，海藻 15 克，延胡索 10 克，淫羊藿 15 克，炙甘草 6 克。

患者服药 2 周，乳房疼痛稍有好转，其余无改善。复诊时舌脉如前。

拟：四逆散合当归芍药散加减。

处方：柴胡 15 克，白芍 15 克，枳壳 15 克，炙甘草 6 克，当归 15 克，川芎 15 克，白术 10 克，茯苓 15 克，香附 10 克，郁金 10 克，昆布 10 克，海藻 15 克，橘核 30 克，荔枝核 15 克，黄芪 30 克，延胡索 10 克。

患者服药 2 周，疼痛明显好转，自己触摸包块有缩小，继续服用上药治疗 2 个多月，包块消失。

病案

某女，45 岁。自诉右侧乳房中有一包块已经 2 年余，如核桃大小，平常无感觉，按之微痛，后来逐渐增大，结块处时有疼痛，近半年两乳房中突出一块，形如"梳背"，宽约 3 指，按之有疼痛。患者近 2 年来形体逐渐消瘦，颜面亦见黯淡，月经差前错后，伴有白带增多，小腹、胁下均感胀痛，诊其脉，沉细而数，舌苔薄黄，质有裂纹。乳房属阳明，乳头属厥阴风木所主，肝脏气盛血衰，藏血量少，土败木乘，非滋阴降火，不足以养血散结，非导痰行滞，不足以破血软坚。

拟：真人活命饮合增液汤加减。

处方：玄参 15 克，麦冬 15 克，地黄 15 克，全瓜蒌 20 克，花粉 15 克，浙贝母 15 克，白芷 15 克，昆布 10 克，海藻 10 克，夏枯草 20 克，蒲公英 20 克，乳香 5 克，没药 5 克。

治疗半个月，未再疼痛，乳房包块明显缩小，后又以香贝养荣汤加味治疗月余，包块消失，面色红润。本方取玄参、麦冬、地黄入肝肾以养阴；全瓜蒌、花粉、浙贝母涤痰饮，和阴阳以滋其燥；乳香、没药导滞活血托里，散结块；白芷理阳明之气以外出；昆布、海藻咸寒入肾，消瘰疬、散结块；夏枯草、蒲公英清热解毒散结，共奏养阴散结、消肿定痛之功。

香贝养荣汤出自《医宗金鉴》，歌诀：香贝养荣用四君，四物贝桔香附陈；气血两虚宜多服，筋瘰石疽效如神。笔者运用香贝养荣汤，借鉴熊老的经验。本方具有补气养血、理气化痰之功效，临床多用于因乳癖、瘰疬、瘿瘤等疾病出现气血亏虚者。

经方时方，小柴胡与银翘散

病案

患者，19 岁，诉咽喉疼痛伴畏寒发热 1 天，畏寒发热于夜间出现，白天不发作，夜间出现寒战，盖几床被子仍觉得冷，半小时后汗出则缓解，白天则以咽喉部疼痛为主，饮食、二便正常。患者打电话问诊，要求开药，未诊舌苔、脉象，问诊知患者咽喉疼痛、畏寒发热、出汗、口腔溃疡，寒多热少。此病起病较急，今感受风邪，邪在肺卫，《黄帝内经》载："风淫于内，治以辛凉，佐以甘苦"。

拟：银翘散合小柴胡汤加味。

处方：银花 15 克，连翘 15 克，桔梗 10 克，牛蒡子 10 克，荆芥 10 克，薄荷 10 克，芦根 15 克，柴胡 18 克，黄芩 10 克，甘草 6 克。

服药 1 剂，患者当晚未再出现寒战等不适症状，次日晨起仍有咽痛不适，继续服用上药 1 剂后痊愈。

病案

患儿，5 岁。夜间发热 2 天，体温 37.6℃，伴纳差、精神差，以食积发热治疗，予保和丸加减治疗 2 天，仍有发热。复诊时遇笔者坐诊，见患儿发热、轻微咳嗽、流清涕、神差，无头痛、咽痛、腹泻等不适。察咽部明显充血，扁桃体无肿大，舌质红，舌苔薄，脉浮。

拟：银翘散小柴胡汤之意加味。

处方：金银花 10 克，连翘 10 克，桔梗 10 克，牛蒡子 8 克，荆芥 8 克，薄荷 8 克，芦根 10 克，柴胡 15 克，黄芩 6 克，石膏 15 克，僵蚕 6 克，蝉蜕 5 克，甘草 5 克。1 剂。

次日复诊，发热已退，精神食欲可，仍有咳嗽，后以桑菊饮加减治疗而愈。

　　银翘散出自《温病条辨》，为辛凉平剂，治疗风温温热，一切四时温邪，病从外来，初起身热而渴，不恶寒，或微恶寒，咳嗽咽痛，邪在表者，运用此方效果很好。

　　熊老的用药经验值得学习，熊老治疗春天的风热感冒，常用银翘散加柴胡，或以银翘散合小柴胡汤，柴胡重用到15～30克，才能发挥它的解表作用。熊老认为：春天为厥阴风木主令，又为少阳初生之气，是阳气生发的季节。"春三月，此谓发陈，天地俱生，万物以荣"，即春天是肝胆之气主司的时候，因此春天的感冒，风热证也好，风寒证也好，都要重视小柴胡汤。且熊老治疗急性扁桃体炎，常于银翘散中加大黄，对于扁桃体炎引起的高热症状，效果很好。

　　小柴胡汤是临床上运用最为广泛的处方，集寒热补泻于一方，合辛升、苦降、甘润诸法为一炉，不管外感内伤、男女老幼、各系统疾病，只要病机符合少阳枢机不利，皆可应用。但笔者曾见某些医生，不管疾病的寒热虚实，不分疾病的新久，每张处方都用柴胡、黄芩，加减其他药物，这种处方看似灵活变通，其实很牵强，并且是对药物的浪费。

产后五积，再读《幼幼集成》

　　汪昂在《医方集解》中将五积散归入表里之剂，如今的《方剂学》也将五积散列为解表温里剂中，本方被汪昂称为"解表温中除湿之剂，去痰消痞调经之方""能散寒积、食积、气积、血积、痰积，故名五积"。时人甚至有"一首五积散，房上不喊房下喊"之说，足见五积散应用范围之广，受欢迎的程度之深。笔者就运用此方治疗产后五积证的思路笔录于此，供同仁参考。

◈病案◈

某女，35岁。产后5天，突患感冒，医治20多天，不见好转，一日欲乘车去县城诊治，路过笔者诊所，问及病情，诉头痛、恶寒、身痛、腰痛、下肢酸软、小腹胀满、恶露未尽有时量较多、食欲不振、咳吐痰涎、睡眠欠佳、心下痞满、大便溏薄、小便时清时黄、口不渴，颜面苍白，脉沉细而迟，笔者说此病可以治疗，患者家属甚喜，遂请笔者诊治。

从患者的症状进行分析，不符合产后三病，痉、郁冒、大便难的表现。其病程已超过20天，病因为产后感受风寒，既有表证，又有里证，既有气滞，又有血瘀，体温、脉搏未现热象，忆及《幼幼集成·保产论》："熟料五积散，此方专治妇人产后外感内伤，瘀血不行，痰凝气滞，头痛身痛，恶寒发热，心腹疼痛，寒热往来，似疟非疟，小腹胀满，伤风咳嗽，呕吐痰水，不思饮食，胸紧气急，手足搐搦，状类中风，四肢酸痛，浑身麻痹，凡产后一切无名怪证，并皆治之。夫产后百节俱开，气血两败。外则腠理不密，易感风寒；内则脏腑空虚，易伤饮食；稍有不慎，诸证丛生。古书有产后以大补气血为主，杂病以末治之之戒，后世莫不遵之。惟事滋补，不知风寒未去，食饮未消，滋补一投，反成大害。昧者犹以为药力未到，愈补愈深，死而后己。天下之通弊，莫此为甚！予昔于潭州遇师指授此方，按法治之，往辄裕如，不敢自秘，逢人口授，并曾刊板印送，于兹四十余载，活人莫可胜纪。但虑世人不悟，以为浅近之方，安能神应若是？故古人谓千金易得，一诀难求。予今诀破，庶狐疑顿释。方名五积者，谓此方能去寒积、血积、气积，痰积、食积也。今产后之病怯，正犯此五积，以五积之证，投五积之方，岂非药病相值乎！犹虑药味辛散，而以醋水拌炒，名熟料五积散，俾药性和缓，表而不发，消而不攻。方内所用肉桂解表逐寒，白芍和荣谐卫，苍术、浓朴走阳明而散满，陈皮、半夏疏逆气以除痰，芎、归、姜、芷入血分而祛寒湿，枳壳、桔梗宽胸膈而利咽喉，茯苓去饮宁心，甘草和中补土。大虚大怯者，加人参，微虚者可不用。共为温中散寒之妙剂，用于产后，无往非宜。"

该病与之正相合，遂给予熟料五积散，除白芷、桂枝之外，其余皆用醋炒后共用水煎服。患者服药 3 剂，诸症大减，后再以养血健脾之十全大补汤治疗，诸症得愈。

如今，关于临床医家对此方的运用报道较多，经验日臻完善，如用于治疗坐骨神经痛、腰痛、咳喘、胃痛、痛经、闭经、慢性盆腔炎、带下等属于寒湿为患的疾病，效果较好。

疑病多郁，一种别样的郁证

郁病，是由于情志不舒，气机郁滞所致，以心情抑郁，情绪不宁，胸部满闷，胁肋胀痛，或易怒易哭，或咽中如有异物梗阻等症为主要表现的一类病证。这是在教科书上对于郁病的一个概念，笔者此处记录的病证，临床较为少见，现与同仁分享。

病案

张某，女，46 岁。来笔者处买丁香、柿蒂治疗呃逆。笔者问明缘由后，诊患者舌苔，患者舌苔黄，劝其不要服用这两味药，患者执意要买来一试，笔者说如果效果不佳可另开处方。患者几天后来诊，诉全身各处不自主地起包块，约鸡蛋大小，或在头皮部，或在四肢，或在腹部，伴轻微疼痛，以手指轻微揉搓或敲打后即可好转，但旁人皆不能见其包块之状，这种包块只有患者本人能感觉到。患者诉自去年一次生气后即开始出现这种症状，伴咽喉部不适、呃逆、腹胀、纳差、不寐，于是到处求医，效果皆不显，此次就诊见舌苔薄黄，脉弦，余症皆如前所述。

拟：丹栀逍遥散加味。

处方：当归 15 克，白芍 15 克，白术 10 克，茯苓 15 克，柴胡 15 克，香附 15 克，牡丹皮 10 克，栀子 10 克，郁金 15 克，枣仁 30 克，炙甘草 6 克，青皮 10 克，陈皮 10 克。

嘱服药 3 剂。患者服药后睡眠好转，包块游走频率减少，上方治疗有效，以上方继续服用 6 剂，上述症状明显好转，但感腹胀、纳差、不知饥，舌苔薄黄，脉弦细。

拟：化肝煎加味。

处方：牡丹皮 10 克，栀子 10 克，青皮 10 克，陈皮 10 克，枳实 15 克，白芍 15 克，泽泻 15 克，浙贝母 15 克，延胡索 15 克，川楝子 10 克，厚朴 20 克，佛手 10 克，合欢皮 15 克。

患者服药 6 剂，腹胀好转，食欲稍有增加，睡眠欠佳，舌苔薄白，脉弦。

拟：柴胡疏肝散加味。

处方：柴胡 10 克，白芍 15 克，香附 15 克，陈皮 10 克，青皮 10 克，枳壳 15 克，浮小麦 30 克，大枣 10 克，枣仁 30 克，郁金 15 克，炙甘草 6 克，茯苓 15 克。

服药 15 剂，症状消失，随访半年未见复发。

患者起病之初，由于一次生气之后见全身多处生包块，但这种包块是自我感觉到的，肉眼不能见，此为肝气郁结，气机不畅，阻于皮肉筋骨之间，气顺则消，以手按之则气机通畅，若与痰结，则为痰气交阻，结于皮下则见瘰疬痰核，此处未与有形之邪相结合，故见"气包"。逍遥散为肝气郁滞的正治之方，故选用此方效果较好，治疗期间患者曾出现舌苔黄腻，头痛头晕不适，给予龙胆泻肝汤加味治疗。总之此患者以气机郁滞不畅为主要临床表现，或以湿热挟郁，或以郁而化火，或以肝郁气滞，或以肝气犯胃等证型出现，治疗以疏肝解郁为主。治疗此病，需要医生有认识、诊断、治疗疾病的本领，且患者积极配合，患者若不配合，服用 2 ～ 3 剂后效果不显，另投他法，这样便前功尽弃。

《金匮要略·妇人杂病脉证并治》中记载了郁证的脏躁以及梅核气两种病证，并观察到这两种病证多发于女性，后世医家又进一步发现，此种疾病多见于青中年女性。故在诊治青中年女性时，医生应该询问患者有无情志改变，若与此类疾病有关，那么遣方用药就要以治郁为主。治郁之法，正如《素问·六元正纪大论》载："木郁达之、火郁发之、土郁夺之、金郁泄之、水郁折之。"

肺失宣肃，金实不鸣之失音

失音指语声嘶哑，甚至不能发音的病证。本病与肺肝肾关系密切，其中以肺肾的病变为主。

病案

罗某，女，44 岁。2015 年 3 月 11 日初诊。患者来笔者处诊治时，声音嘶哑得只能靠哑语手势来表达疾病情况。患者 2 天前突然声音嘶哑，伴咽痒、咳嗽，无痰，有轻微恶寒，不发热，无口干、咽喉疼痛。查舌苔薄白，脉浮紧，此患者诊断为失音，为典型的风寒犯肺证，风寒之邪阻塞肺窍，肺气壅遏，失于宣畅，会厌开阖不利，此即"金实无声"。

拟：三拗汤加味。

处方：麻黄 10 克，杏仁 10 克，桔梗 15 克，射干 15 克，荆芥 12 克，薄荷 12 克，僵蚕 15 克，百部 15 克，紫菀 15 克，前胡 15 克，枇杷叶 10 克，蝉蜕 10 克，甘草 6 克。

嘱患者服药 3 剂，以观疗效。

2015 年 3 月 14 日二诊，患者来诊时喜笑颜开，开口说话，自诉声音已经恢复正常，现咳嗽症状较为明显，咳少量白色黏痰，舌苔薄黄，脉浮数。

拟：麻杏石甘汤合止嗽散加减。

处方：麻黄 10 克，杏仁 10 克，石膏 30 克，桔梗 15 克，荆芥 12 克，僵蚕 15 克，百部 15 克，紫菀 15 克，前胡 15 克，川贝 10 克，蝉蜕 10 克，甘草 6 克。

嘱再服 3 剂。

2015 年 3 月 16 日三诊，患者服药后咳嗽明显减轻，嘱再服上方（二诊处方）3 剂，病愈。

此案为感寒后声哑，临床以三拗汤解表散寒，再加前胡、桔梗、僵蚕、蝉蜕、射干，宣肺利咽。诸药合用，解表宣肺，表邪去，肺气和则声音自复。

笔者治疗此病是受叶天士的《临证指南医案·失音》的启迪，书中记录的几则医案，笔者认为对临床治病很有帮助，现摘录于此，供同仁参考。

吴，三六。外冷内热，久逼失音。用两解法。寒热客邪迫肺。麻杏甘膏汤。

宋，三十。先失音，继喉痹，是气分窒塞，微寒而热，水饮呛出，咯痰随出随阻，此仍在上痹，舌黄口渴。议与苦辛寒方。射干、麻黄、杏仁、生甘草、石膏、薏苡仁。

治疗喑哑，需分清寒热虚实，笔者治疗本病的基本处方：桔梗 15 克，甘草 10 克，前胡 10 克，牛蒡子 10 克，射干 15 克，蝉蜕 10 克，僵蚕 10 克，胖大海 10 克，木蝴蝶 10 克。若为寒邪闭肺者，加麻黄 10 克，杏仁 10 克；风热犯肺者，加桑叶 10 克，薄荷 10 克，黄芩 10 克；气虚者，合补中益气汤加诃子治疗；脾虚湿阻、痰瘀互结者，当合二陈汤加浙贝母 10 克治疗；肺肾阴虚者，合百合固金汤加味治疗。

风热犯肺，桑菊饮治疗咳嗽

桑菊饮治咳嗽，可以说是老生常谈，自此方问世以后，皆有中医学者运用此方治疗咳嗽，并有很多记录和报道，笔者在此不厌其烦地进行笔录，是为了与同仁分享治疗此病的思路。

❀ 病案

彭某，男，4 岁，汉族，陕西咸阳人。某日清晨，笔者还未起床，便被电话叫醒，患儿的爷爷说患儿哭闹不适，让患者前来诊治。患儿不停地哭闹，左侧胸痛，伴有咳嗽，吐黄色黏痰，流黄鼻涕，不发热，精神可。其爷爷代诉 2 天前患儿有鼻塞、流涕、喷嚏等症状，未予服药。临床但凡见发热者，精神多差。患儿爷爷要求为患儿进行输液治疗，笔者劝其服用中药治疗。察舌苔薄白，脉浮数。

拟：桑菊饮加味。

处方：桑叶 9 克，菊花 9 克，桔梗 9 克，杏仁 6 克，连翘 9 克，薄荷 6 克，芦根 9 克，前胡 6 克，枇杷叶 6 克，荆芥 6 克，瓜蒌壳 6 克，金银花 6 克，甘草 3 克。

服药 3 剂，每日 1 剂，3 剂药服完，症状消失。

❀ 病案

周某，男，7 岁。半个月前出现咳嗽，不发热，服用中药 2 剂后无好转，咳嗽加重，改为西药治疗，服西药 3 天，仍无好转，且咳嗽加重。在门诊输阿奇霉素、氨溴索、氨茶碱，输液第 5 天夜里开始发热 39.5℃，遂开始住院治疗，住院部给予氨苄西林舒巴坦钠、氨溴索、地塞米松输液治疗，输液 3 天高热退，但晚上一直低热，且咳嗽一直没好转。2 天前输液后，身体起红色丘疹，伴瘙痒，遂停用抗生素，当晚吃鸡蛋后，夜里 10 点多又开始起疹子，儿科医生考虑是鸡蛋过敏，迫于无奈，在朋友的介绍下来笔者处就诊。就诊时患儿咳嗽，痰不易咳出，伴纳差乏力、出虚汗，喜食稀饭，夜间低热，舌质红、干燥，舌苔厚、微黄，脉浮数。

拟：桑菊饮加味。

处方：桑叶10克，菊花10克，桔梗10克，连翘10克，金银花10克，杏仁8克，薄荷6克，甘草5克，芦根15克，前胡8克，枇杷叶6克，僵蚕6克，荆芥8克，紫菀8克，蝉蜕5克。

嘱停用一切西药，患者服药5天，复诊时诉饮食增加，精神可，出汗未作，但仍有咳嗽，咳少量白色黏痰。

处方：桑叶10克，菊花10克，桔梗10克，连翘10克，杏仁8克，薄荷6克，甘草5克，芦根15克，前胡8克，枇杷叶6克，僵蚕6克，紫菀8克，蝉蜕5克，款冬花8克，浙贝母8克，白前6克。

服药2剂病愈。

第1例患儿咳黄色黏痰、流黄色鼻涕为诊治疾病的要点，起病时间短，以咳嗽症状为主要就诊原因，痰、涕为黄色，脉浮数，知为风热犯肺所致。第2例患儿以咳嗽、出汗、喜饮，舌质红，舌苔黄，脉浮数为辨治要点。《温病条辨》载"太阴风温，但咳，身不甚热，微渴者，辛凉轻剂桑菊饮主之。咳，热伤肺络也。身不甚热，病不重也。渴而微，热不甚也。恐病轻药重，故另立轻剂方。辛凉轻剂桑菊饮方，杏仁（二钱），连翘（一钱五分），薄荷（八分），桑叶（二钱五分），菊花（一钱），苦梗（二钱），甘草（八分），苇根（二钱），水二杯，煮取一杯，日二服""此辛甘化风、辛凉微苦之方也。盖肺为清虚之脏，微苦则降，辛凉则平，立此方所以避辛温也。今世金用杏苏散，通治四时咳嗽，不知杏苏散辛温，只宜风寒，不宜风温，且有不分表里之弊。此方独取桑叶、菊花者，桑得箕星之精，箕好风，风气通于肝，故桑叶善平肝风；春乃肝令而主风，木旺金衰之候，故抑其有余，桑叶芳香有细毛，横纹最多，故亦走肺络而宣肺气。菊花晚成，芳香味甘，能补金水二脏，故用之以补其不足。风温咳嗽，虽系小病，常见误用辛温重剂，销烁肺液，致久嗽成痨者，不一而足。圣人不忽于细，必谨于微，医者于此等处，尤当加意也。"

笔者以此方加味治疗结膜炎，临床表现为单眼或双眼结膜充血、发痒、异物感、疼痛流泪等不适症状，以本方加木贼、密蒙花、夏枯草、谷精草治疗。

> **病案**

患儿，3 岁。左眼睑充血、流泪，伴轻微发热，偶有咳嗽。察扁桃体 II 度肿大，舌苔薄黄，脉浮数，食欲精神尚可。某医院给予中药水牛角、栀子、金银花等药物治疗，效果欠佳。

拟：桑菊饮加味。

处方：桑叶 9 克，菊花 9 克，桔梗 9 克，连翘 9 克，薄荷 6 克，芦根 9 克，荆芥 6 克，柴胡 10 克，石膏 15 克，黄芩 6 克，银花 6 克，甘草 3 克。

服药 2 剂（服用 4 天），结膜充血、发热痊愈，后仍有轻微咳嗽，服用中成药止咳糖浆后痊愈。

桑菊饮一方在《中医内科学·咳嗽篇》中，被列为风热咳嗽的首选方剂，熊老曾这样运用此方，他说："全身症状明显者选用银翘散加减治疗，上呼吸道症状明显者用桑菊饮加减治疗。"这是很经典的临床经验总结，熊老还说："中医经历的年代较长，其词深奥难懂，读来艰涩，理解困难，我们现在不能把中医搞得更难懂，要讲得通俗易懂一些。"这也是笔者用通俗易懂、简洁明了的语言写此文的原因。

脾虚湿盛，补中益气疗便溏

> **病案**

向某，男，25 岁，汉族，武汉人。因乏力、便溏 3 年就诊。患者 3 年前因饮酒后发生胃出血，经住院治疗后好转，后经常在下午感觉疲乏无力，大便稀溏，每日 1～2 次，伴轻微恶心、腹胀，曾在林芝多家诊所进行中医治疗，效果不显。偶来笔者处就诊，问及此病能否治疗，并要求试开 3 剂中药。察舌苔薄黄，舌中显腻，舌边有齿痕，脉沉细。此患者为脾虚湿盛。

拟：补中益气汤加味。

处方：党参 15 克，白术 12 克，黄芪 30 克，茯苓 15 克，陈皮 10 克，升麻 6 克，柴胡 6 克，当归 10 克，木香 10 克，砂仁 10 克，苍术 10 克，黄连 5 克，厚朴 10 克，炙甘草 6 克。3 剂。

患者服药 6 天后，乏力便溏症状稍有好转，嘱继续服药，患者共服药 3 周，上述症状消失。

病案

文某，男，24 岁。精神疲乏，入睡后流涎，纳呆，不欲食，食后犯困，耳鸣，自汗，便溏，尿色黄，舌淡红，苔薄黄腻，脉细。[①]

拟：调中益气汤合连朴饮加减。

处方：葛根 30 克，茯苓 30 克，党参 20 克，黄芪 30 克，白术 10 克，陈皮 10 克，升麻 5 克，柴胡 8 克，当归 10 克，苍术 6 克，黄连 3 克，厚朴 20 克。

患者服药 15 剂后精神转佳，便溏已止，汗多，舌紫红，苔薄黄，脉细，后以六君子汤加味治疗而愈。

现在很多人，特别是体型肥胖者，临床见大便不成形、粘马桶且不易冲掉，此多为湿邪盛或脾虚，或脾虚湿盛并存。很多患者平素以酒为浆，以肉为粮，缺乏运动，具有高血脂、高血糖、高尿酸等症状，治疗此类患者以健脾渗湿益气为主。本书中有专门的章节论述治疗便溏这一疾病，临证时可以参考运用。

医生要活到老学到老，那我们平素应该学习些什么呢？多读医案，是每位临床医生的必修课，不但要读得多，而且要读得广，读得杂，只有见多识广、学识渊博的医生，在临床开具处方时才不至于捉襟见肘。

---

① 摘自《熊继柏医案精华》

时方运用，潮热盗汗各分治

病案

王某，女，53岁，汉族，已婚。患者因口中涩味3年，夜间出汗1年余就诊。患者近3年来常感口中有涩味，犹如吃了柿子的感觉，未予治疗。近1年来出现夜间出汗，睡眠稍差，月经紊乱且逐渐停经。曾在多家诊所服中药治疗效果不显，近月余又添头晕不适，无耳鸣，无恶心呕吐，无视物旋转，遂来就诊。察舌苔黄、微腻，脉细。

拟：当归六黄汤合生脉饮加味。

处方：当归15克，黄连10克，黄芩10克，黄柏10克，黄芪20克，地黄10克，熟地黄10克，牡丹皮10克，地骨皮20克，北沙参20克，麦冬15克，五味子10克，浮小麦20克，龙骨20克，牡蛎20克。

患者服药3剂后头晕出汗稍有好转，继续服药6剂，口中涩味基本消失，无头晕，唯有轻微出汗，嘱继续服药治疗，患者共服药20余天，上述症状消失。

病案

李某，男，45岁，汉族，已婚。自诉夜间出汗1个月。患者近1个月来无诱因出现夜间盗汗，仔细问诊未见其他不适症状。舌质红，舌苔黄、微腻，脉沉细，此为阴虚挟湿热之盗汗。

拟：当归六黄汤合生脉饮加减。

处方：生地黄15克，熟地黄15克，当归12克，黄芪20克，黄连6克，黄芩10克，黄柏15克，党参10克，麦冬10克，五味子12克，龙骨20克，牡蛎20克，仙鹤草30克，浮小麦30克。

患者服药1周，出汗症状明显好转。继续服用上方1周，其病得愈。

以上 2 则病案，皆为盗汗，《临证指南医案》载："阳虚自汗，治宜补齐以卫外，阴虚盗汗，治当补阴以营内。"当归六黄汤见于《兰室秘藏》一书中，书中称此方为"治盗汗之圣药"，主治阴虚火旺所致的盗汗，临床治疗盗汗常与生脉饮合用，汗后常有气阴两伤，用生脉饮补气阴，其效更佳。

病案

赵某，男，40 岁，汉族。因手足心发热伴腰痛 20 余天就诊。患者近 20 天无明显诱因出现手足心发热，不出汗，轻微口干，伴腰部酸痛，轻微早泄症状。察两颧部潮红，舌上少苔，脉细。此为肾水亏于下，不能上汲于心，心肾不交。

拟：知柏地黄丸合交泰丸、水陆二仙丹加味。

处方：知母 15 克，黄柏 20 克，怀牛膝 15 克，地黄 10 克，山药 15 克，山茱萸 15 克，牡丹皮 10 克，茯苓 10 克，泽泻 10 克，黄连 6 克，肉桂 3 克，杜仲 15 克，枸杞 15 克，芡实 15 克，金樱子 15 克。

服药 3 剂后复诊，患者诉手足心发热、口干消失，腰痛、早泄较前好转，继续以上方治疗半个月，诸症消失。此患者肾阴亏虚，故以知柏地黄汤补肾阴，黄连、肉桂交通心肾，再以水陆二仙丹益肾滋阴、收敛固摄，其中水陆二仙丹用于治疗遗精白浊、遗尿、女子带下。三方合用，肾水得补，心肾得交，收敛固摄，诸症得愈。

瘀血痹证，活络效灵治疗佳

在《医林改错》中有瘀血致痹说，"凡肩痛、臂痛、腰痛、腿痛，或周身疼痛，总名曰痹症。明知受风寒，用温热发散药不愈；明知有湿热，用利湿降火药无功。久而肌肉消瘦，议论阴亏，随用滋阴药，又不放。至此便云病在皮脉，易于为功；病在筋骨，实难见效。因不思风寒湿热入皮肤，何处作痛。入于气管，痛必流走；入于血管，痛不移处。如论虚弱，是因病而致虚，非因虚而致病。总滋阴，外受之邪，归于何处？总逐风寒、去湿热，已凝之血。更不能活。如水遇风寒，凝结成冰，冰成风寒已散。明此义，治痹症何难？古方颇多，如古方治之不效"。王清任先生用身痛逐瘀汤治疗瘀血痹证，此方是较为完美的方剂，方中活血化瘀、祛风除湿相结合，对于治疗瘀血痹证效果较好。笔者受熊老的影响，常于身痛逐瘀汤中加入黄芪虫藤饮，对于治疗瘀血导致的痹痛有很好的疗效，但对于瘀血疼痛较重者，用之却有药力不足之势，而张锡纯的活络效灵丹则药简效宏。《医学衷中参西录》中记载："治气血凝滞，癥瘕，心腹疼痛，腿疼臂疼，内外疮疡，一切脏腑积聚，经络湮淤⋯⋯一妇人，年五十余。项后筋缩作疼，头向后仰，不能平视，腰背强直，下连膝后及足跟大筋皆疼，并牵周身皆有疼意。广延医者延医，所用之药，不外散风、和血、润筋、通络之品。两载无效，病转增剧，卧不能起，起不能坐，饮食懒进。后愚诊视，其脉数而有力，微有弦意，知其为宗筋受病。治以活络效灵丹，加生薏米八钱，知母、玄参、白芍各三钱，连服三十剂而愈。

盖筋属于肝，独宗筋属胃，此证因胃腑素有燥热，致津液短少，不能荣养宗筋。夫宗筋为筋之主，故宗筋拘挛，而周身牵引作痛也。薏米性味冲和，善能清补脾胃，即能荣养宗筋。又加知母、玄参，以生津滋液，活络效灵丹，以活血舒筋，因其脉微弦，恐其木盛侮土，故又加芍药以和肝，即以扶脾胃也。薏米主筋急拘挛《神农本草经》原有明文。活络效灵丹中加薏米，即能随手奏效。益叹《神农本草经》之精当，为不可及。"

病案

杨某，女，43岁。诉左侧肩部疼痛半个月，活动困难，曾服用双氯芬酸钠缓释胶囊、泼尼松等药物治疗，症状有好转，但停药后随即复发，后又进行按摩治疗，症状缓解不明显，来笔者处诊治。察舌苔薄白，脉弦。

拟：桂枝汤加味治疗。

处方：桂枝 15 克，白芍 18 克，大枣 10 克，炙甘草 10 克，制川乌 10 克，威灵仙 15 克，秦艽 10 克，姜黄 10 克，乳香 10 克，伸筋草 20 克，生姜 3 片，鸡血藤 20 克，葛根 20 克。

患者服药 6 剂，症状有轻微改善，但仍然疼痛，且活动受限。细思，患者肩部固定性疼痛，无游走性疼痛，此当为瘀血所致，当以活血化瘀为主，于是借用娄多峰治疗痹证之经验。

拟：活络效灵丹加味。

处方：当归 18 克，丹参 24 克，乳香 10 克，没药 10 克，香附 15 克，鸡血藤 30 克，桂枝 10 克，羌活 10 克，威灵仙 10 克，姜黄 10 克，桑枝 40 克。

患者服药 3 剂，症状消失。

◈病案◈

王某，女，45 岁，汉族。患腰椎间盘突出症 10 年，感右侧腰痛伴右下肢麻木疼痛，曾间断服用中药以及针灸理疗等治疗，效果尚可。近期腰痛复发，感腰部疼痛，以右侧腰痛为甚，两腿酸困疼痛，上楼梯即感疼痛加重，遂来笔者处就诊。察舌苔薄黄，脉沉。

拟：四妙散加味。

处方：苍术 10 克，黄柏 12 克，怀牛膝 15 克，薏苡仁 20 克，续断 15 克，延胡索 15 克，狗脊 20 克，杜仲 15 克，桑寄生 20 克，香附 15 克，独活 15 克，泽泻 15 克。

患者服药 3 剂，症状无好转。细思患者间断腰痛 10 年，根据久病必瘀之特点，此为瘀血腰痛。

拟：活络效灵丹加味。

处方：当归 18 克，丹参 20 克，鸡血藤 30 克，乳香 10 克，没药 10 克，香附 15 克，独活 15 克，木瓜 15 克，杜仲 15 克，怀牛膝 15 克，桑寄生 20 克。

患者服药 3 剂，诉腰痛以及两腿酸困症状明显缓解，遂继续服用上方 6 剂，诸症消失。

笔者体会到，临床见瘀血痹证，肢体关节疼痛较甚者，初用身痛逐瘀汤或其他祛风除湿之剂，效果欠佳，再用活络效灵丹加减治疗，效果非常好。

热分虚实，口臭多从胃热论

口臭是自觉或他人可以闻及口中异味的一种病症。多由口腔本身疾病，或鼻腔、咽喉部以及胃肠道疾病导致的口中异味。除口腔本身疾病外，临床多伴有舌苔厚腻、口干、口苦、气短、胸闷、肠胃不适、腹胀、尿频、便秘、便溏、腰膝酸软、肢体麻痛、易上火（女性则经期易上火）、手脚心易出汗、身体常发热、易疲劳、易感冒、烦躁、失眠、精神不振、头昏、头发干枯、耳鸣等症状。临床上，中医学认为由胃火上炎、阳虚导致的虚阳外越这两种证型较为常见。

病案

卫某，女，32岁，汉族。诉口干、口臭、便秘，伴面部红色丘疹月余。患者近1个月来感口中异味，口干喜饮，大便干燥，3～4日排便1次，伴额头、口唇四周出现红色丘疹，无瘙痒，无疼痛。察舌苔黄腻，脉滑数。

拟：黄连解毒汤加减。

处方：黄连10克，黄芩15克，栀子15克，牡丹皮15克，连翘15克，石膏30克，知母15克，芦根20克，赤芍15克，当归10克，野菊花15克，蒲公英20克，藿香10克，佩兰10克，甘草6克。

患者服药7天后，口干口臭明显改善，大便正常，每日1次，舌上苔渐退，唯感腹部轻微发胀，面部红色丘疹不变，仍以上方去当归，加厚朴15克，嘱患者服药7剂，服药后面部红色丘疹稍有改善，再以上方加减治疗。

处方：黄连10克，黄芩15克，黄柏20克，石膏30克，知母15克，牡丹皮 15 克，紫草 15 克，白鲜皮 15 克，地肤子 20 克，连翘 15 克，木通 10 克，白花蛇舌草 20 克，蒲公英 15 克，甘草 6 克。

再以大黄粉 10 克，兑温水外搽患处。服药 5 剂，面部红色丘疹消失，嘱再服上方 5 剂，病愈。

此患者为典型的胃火上炎、湿热内蕴之证，用黄连解毒汤清热解毒泻火；再加白虎汤清阳明胃经之热；藿香、佩兰芳香除湿。笔者常用此药治疗口臭，并可用于各种证型的口臭患者，验之于临床，效果颇佳。

对于治疗口臭，笔者借用冯先波先生的临床经验和思路，用玉女煎加味治疗。

处方：熟地黄 20 克，玄参 20 克，麦冬 15 克，石膏 30 克，知母 15 克，怀牛膝 15 克，黄连 10 克，栀子 10 克，芦根 30 克，竹茹 10 克，木通 10 克，竹叶 10 克，藿香 10 克，佩兰 10 克，甘草 10 克。

冯老认为口臭多为胃火上炎所致，故以玉女煎滋肾阴清胃火，其中黄连、芦根、佩兰、藿香为治疗口臭的常用药物。

牙龈肿痛，清胃散合玉女煎

现在临床上治疗牙龈肿痛这一疾病的机会越来越少，其原因是多数患者到口腔科找牙医治疗，其二是服用西药更加方便。但近几年，笔者也诊治过几位牙龈肿痛患者。现搜集整理，笔录于此。

病案

田某，女，53 岁，汉族。左侧牙龈疼痛 1 天就诊，初给予西药甲硝唑片、牛黄解毒片、双氯芬酸钠缓释胶囊口服，无效，反见牙龈肿痛明显，伴左侧面部肿大，局部压痛明显。复诊时，建议到牙科治疗，或进行输液治疗，或中医中药治疗，患者选择服用中药治疗。察舌上少苔，舌质红，脉细，此为胃火上炎所致。

拟：清胃散合玉女煎加味。

处方：石膏50克，知母15克，玄参15克，麦冬15克，怀牛膝15克，牡丹皮15克，升麻9克，黄连9克，地黄20克，白芷15克，细辛5克。

患者服药1剂，肿痛明显好转，再服药1剂，病愈。

病案

某女，65岁，右侧下牙痛1周，服用西药双氯芬酸钠缓释胶囊、牛黄解毒片等治疗，服药后疼痛好转，但不能持续，电话与笔者言及此事，遂给予中药治疗，同时伴右侧牙龈肿痛、口干、溲黄、心烦、乏力，疼痛较甚时引起右侧耳后及头部牵引性疼痛。

拟：清胃散合玉女煎加减。

处方：升麻10克，黄连6克，当归12克，地黄30克，牡丹皮15克，石膏40克，怀牛膝15克，知母15克，玄参15克，麦冬15克，蜈蚣2条，白芷15克，细辛6克。

服药1剂，牙痛以及牙龈肿痛等其他不适消退七八分，继续服药3剂，症状基本消退，又过3日，牙痛复作，到口腔科诊治为牙髓炎，行根管治疗后得愈。

病案

患者，素体肥胖，来诊时言及牙痛，伴有眼眵较多，口干，胃脘胀满不适，小便黄，大便正常，舌质红，舌苔黄，脉沉数，此为胃火上炎导致。

拟：清胃散合玉女煎、栀子厚朴汤合用。

处方：升麻10克，黄连6克，当归10克，地黄15克，牡丹皮10克，石膏30克，知母10克，怀牛膝15克，玄参15克，炙甘草6克，栀子15克，厚朴10克。

患者服药1周，上述症状好转，继续服药2周，诸症得愈。

清胃散为清胃凉血之主方，用于治疗胃火牙痛，牵引头部疼痛，面颊发热，其齿喜冷恶热，或见牙宣出血，牙龈红肿，舌质红，舌苔黄，效果较好。再与滋肾阴的玉女煎合用，以加强清胃火之力，二方合用，药证对应，取效甚捷。

少阳之病，小柴胡汤功效多

　　小柴胡汤为《伤寒论》中少阳病之主方，具有和解少阳之功效。主治伤寒少阳病证。邪在半表半里，症见往来寒热、胸胁苦满、默默不欲饮食、心烦喜呕、口苦、咽干、目眩、舌苔薄白、脉弦者；妇人伤寒、热入血室、经水适断、寒热发作有时；疟疾、黄疸等内伤杂病而见以上少阳病证者。本方临床运用极为广泛，诸如治疗感冒、流行性感冒、腮腺炎、疟疾、支气管炎、急性胸膜炎、急慢性肝炎、肝硬化、肝癌、急慢性胆囊炎、胆石症、反流性食管炎、急慢性胃炎、消化性溃疡、厌食症、功能性消化不良、急性胰腺炎、糖尿病、慢性疲劳综合征、桥本甲状腺炎、抑郁症、急慢性肾盂肾炎、膀胱炎、尿道炎、中耳炎、鼻窦炎、产褥热、妊娠呕吐、急性乳腺炎、乳腺增生病、睾丸炎、荨麻疹等辨证属于少阳病证者，皆可选用本方治疗，现摘录笔者临床案例一二，分享予同仁。

病案

　　张某，女，43岁，汉族。诉右胁肋部疼痛3天，以咳嗽用力疼痛为甚，局部无水疱、丘疹，无外伤史，伴有轻微口干、微恶寒、头昏、全身酸痛，舌苔薄白，脉弦，此属太少合病。《伤寒论》载："伤寒六七日，发热，微恶寒，支节烦痛，微呕，心下支结，外证未去者，柴胡桂枝汤主之。"

　　拟：柴胡桂枝汤。

　　处方：柴胡15克，黄芩12克，半夏10克，党参15克，大枣10克，桂枝10克，白芍15克，炙甘草6克。

　　患者服药1剂，胁痛明显好转。2天后复诊，诉口干、眵多，舌脉如前。

拟：小柴胡汤加味。

处方：柴胡 15 克，黄芩 12 克，半夏 10 克，党参 15 克，大枣 10 克，茯苓 15 克，天花粉 10 克，夏枯草 20 克，炙甘草 6 克。

服药 1 剂病愈。

【病案】

某女，30 岁，哺乳期。诉畏寒伴头昏痛，左侧胸痛 1 天。患者于 1 天前无诱因出现畏寒，伴全身乏力、头昏痛，以两侧及后枕部疼痛为主，口干，左侧胸部疼痛，局部有压痛，舌苔薄黄，脉浮数。

拟：小柴胡汤加味。

处方：柴胡 15 克，黄芩 15 克，半夏 10 克，党参 15 克，大枣 10 克，生姜 3 片，葛根 20 克，防风 15 克，羌活 10 克，炙甘草 6 克。

患者服药 1 剂，次日复诊，诉头痛好转，仍有畏寒以及胸痛不适，体温 38.9℃，舌脉同前。

拟：小柴胡汤加味。

处方：柴胡 24 克，黄芩 15 克，半夏 10 克，党参 15 克，大枣 10 克，生姜 3 片，荆芥 10 克，防风 15 克，炙甘草 6 克。

患者每 2 小时服用上方 150 毫升，次日晨起体温正常，不再畏寒，唯仍感左侧胸痛，现脉静身凉，舌苔薄白，脉沉缓。

拟：小柴胡汤加味。

处方：柴胡 24 克，黄芩 15 克，半夏 10 克，党参 15 克，大枣 10 克，生姜 3 片，郁金 10 克，延胡索 10 克，瓜蒌壳 10 克，炙甘草 6 克。

服用 2 剂，病愈。

此案患者恶寒伴头昏、乏力、口干，实为患者在表述自己症状时的一种不准确描述，其实，患者症状应该是寒热往来、头痛、口干，并伴有胁痛不适症状，此为明显的少阳病症状，故拟小柴胡汤加味治疗效果较好。头昏，为少阳火热之邪上犯清窍导致，非为《中医内科学·眩晕》中描述的"视物旋转、如坐舟车"的不适症状。

病案

骆某，护士，28 岁，汉族。患者因人流术后出汗较多就诊，患者 3 天前行人流术后，开始出现出汗，稍微活动、吃饭即出汗，且汗出较多，内衣湿透，伴乏力、口干、微恶寒、全身酸痛不适，自己照镜子发现舌苔黄腻，遂通过微信问诊于笔者。前人云："有一分恶寒就有一分表证。"

拟：柴胡桂枝汤。

处方：柴胡 15 克，黄芩 10 克，半夏 10 克，党参 15 克，大枣 10 克，桂枝 12 克，白芍 15 克，生姜 3 片，炙甘草 6 克。

患者服药 3 剂，恶寒身痛好转，仍出汗较多。

拟：小柴胡汤合玉屏风散加味。

处方：柴胡 10 克，黄芩 10 克，半夏 10 克，太子参 15 克，大枣 10 克，黄芪 30 克，白术 10 克，防风 10 克，龙骨 30 克，牡蛎 30 克。

患者服药 2 天，诸症消失，遂停药。

病案

曾某，男，47 岁，汉族。患者进藏 1 个月，心慌胸闷 1 个月。患者 1 个月前由内地进入西藏高原地带，自进藏后即感心慌胸闷，伴活动后气短，休息后可以好转，曾在诊所行输液、吸氧等治疗，症状可以好转，但停药后症状又复发，遂来笔者处就诊。察舌质紫暗，舌苔薄黄，脉滑数。此为少阳经病变挟痰热，而小柴胡汤用于治疗胸胁苦闷有很好的疗效，温胆汤用于痰热内扰之心悸不适。

拟：小柴胡汤合温胆汤加减。

处方：柴胡 18 克，黄芩 15 克，半夏 15 克，白人参 12 克，大枣 15 克，炙甘草 10 克，生姜 15 克，丹参 30 克，茯苓 15 克，陈皮 15 克，枳实 10 克，竹茹 10 克，栀子 10 克，瓜蒌壳 18 克，黄连 6 克。

患者服药后 3 剂，上述症状明显改善，舌质紫暗基本消退，继续服药 3 剂，病愈。

偏正头痛，小柴胡汤治疗良

偏头痛为西医病名，临床表现多为一侧头痛，常伴有恶心呕吐等不适症状，多见于女性，与遗传、内分泌和代谢因素有关，以及饮食、精神因素皆为发病的原因。

中医学认为，偏头痛归属于头痛范畴，《中医内科学·头痛篇》将头痛分为外感头痛、内伤头痛，外感头痛分为风寒外袭、风热上犯、风湿蒙蔽三证，内伤头痛分为肝阳上亢、肝火上炎、气虚不足、血虚不荣、痰浊上蒙、瘀血阻络、肾虚失养等多种证型。但对于偏头痛的典型症状，一侧头痛，可伴有恶心呕吐，其证型应该归属于哪一类呢？《中医内科学》提到了以经络辨证，并描述了症状，提到了引经药物的加减，如两颞部痛加川芎、柴胡；前额头痛用白芷；眉棱骨痛用蔓荆子、藁本；全头痛加蔓荆子、防风等，但不可拘泥。然而书中并未详细讨论治疗方法，那么临床遇到这样的患者应该怎样处理呢？患者主诉是一侧头痛，在《中医诊断学》中曾有记载："一侧头痛，时作时止，痛时难惹，痛连于目，经久不愈，脉弦，此是偏头风，肝经郁热，日久生痰，致使经络不畅，故头痛。""侧头痛，痛在两侧太阳穴附近为甚者，属少阳经头痛。"从这两段文字，我们首先想到了少阳经病证，也就是我们最熟悉的《伤寒论》，张志聪云："不明四书者不可以为儒，不明本论（《伤寒论》）者不可以为医。"因此，作为中医师，必须学习《伤寒论》。治疗此病，要用到《伤寒论》中的理论，如"伤寒，脉弦细，头痛发热者，属少阳""伤寒五六日，中风，往来寒热，胸胁苦满，默默不欲饮食，心烦喜呕……小柴胡汤主之"。从以上文字可以看出，小柴胡汤证常见偏头痛、恶心呕吐等症状。《辨证录》对偏头痛有较为详细的论述和治疗，"人有患半边头风者，或痛在右，或痛在左，大约痛于左者为多，百药治之罔效，人不知其故。此病得之郁气不宣，又加风邪袭之于少阳之经，遂致半边头痛也。其病有时重有时轻，大约遇顺境则痛轻，遇逆境则痛重，遇拂抑之事而更加之风寒之天，则大痛而不能出户。痛至岁久，则眼必缩小，十年之后，必至坏目，而不可救药矣。治法急宜解其肝胆之郁气。虽风入于少阳之胆，似乎解郁宜解其胆，然而胆与肝为表里，治胆者必须治肝。况郁气先伤肝而后伤胆，肝舒而胆亦舒也。方用散偏汤：白芍（五钱），川芎（一两），郁李仁（一钱），柴胡（一钱），白芥子（三钱），香附（二钱），甘草（一钱），白水煎服。毋论左右头疼，一剂即止痛，不必多服。

夫川芎止头痛者也，然而川芎不单止头痛，同白芍用之，尤能平肝之气，以生肝之血。肝之血生，而胆汁亦生，无干燥之苦，而后郁李仁、白芷用之，自能上助川芎，以散头风矣。况又益之柴胡、香附以开郁，白芥子以消痰，甘草以调和其滞气，则肝胆尽舒而风于何藏？故头痛顿除也。惟是一二剂之后，不可多用者，头痛既久，不独肝胆血虚，而五脏六腑之阴阳尽虚也。若单治胆肝以舒郁，未免销烁真阴，风虽出于骨髓之外，未必不因劳因感而风又入于骨髓之中。故以前方奏功之后，必须改用补气补血之剂，如八珍汤者治之，以为善后之策也"。

故笔者常以小柴胡汤与散偏汤合用，加减治疗偏头痛，效果较好。散偏汤歌诀：《辨证录》中散偏汤，白芥芍芷柴芎香；郁李甘草共加入，活血解郁止痛方。小柴胡汤合散偏汤，二方合用，行气活血、通络止痛，用于治疗风热偏头痛，临床见两侧头痛，连及后项，伴头晕、口干，舌红，苔少而黄者。处方：柴胡 10 克，黄芩 10 克，半夏 10 克，玄参 20 克，川芎 10 克，白芷 10 克，白芍 10 克，香附 10 克，天麻 20 克，葛根 30 克，甘草 6 克。

病案

某患者，右侧头痛，伴右侧眼珠疼痛不适 2 天，伴轻微恶心，无其余不适症状，舌质淡红，舌苔薄白，脉弦细。

处方：白芍 15 克，川芎 30 克，郁李仁 10 克，柴胡 10 克，白芥子 8 克，香附 10 克，炙甘草 6 克，白芷 10 克，生姜 15 克，吴茱萸 15 克，党参 10 克。

患者服药 1 剂，头痛即消失，恶心未作。

治疗偏头痛，临床以女性多见，笔者亦常用小柴胡汤合当归芍药散、吴茱萸汤加减治疗，效果非常好。

◈ 病案 ◈

某女，26岁，藏族。诉右侧头痛，伴恶心1天。患者1天前因生气后即出现右侧头痛，呈持续涨痛，伴恶心，无呕吐、视物旋转，此疾反复发作3年余，曾做多项检查未见异常，西医诊断为偏头痛，服用盐酸氟桂利嗪胶囊、对乙酰氨基酚片后头痛减轻。察舌质淡红，舌苔薄黄，脉弦细。

拟：小柴胡汤合当归芍药散、吴茱萸汤加减。

处方：柴胡15克，黄芩15克，半夏15克，党参10克，大枣10克，生姜30克，炙甘草10克，吴茱萸15克，当归15克，川芎30克，白芍15克，白术10克，茯苓10克，泽泻10克。

患者服药1剂，头痛恶心症状消失。继续服用上方加减治疗半个月，随访1年未见复发。

黄煌教授将小柴胡汤与当归芍药散合用，命名为柴归汤，用于治疗中年女性见面色淡黄、易疲劳、情绪低落或抑郁、怕冷怕风、身痒痛、面部及下肢轻微浮肿、月经量少或闭经、性欲减退等症状。笔者在此合用吴茱萸汤，以增强止呕、散寒的功效，临床用于治疗偏头痛患者无数，效果颇佳。

对于偏头痛的诊断，要排除因其他疾病导致的头痛，不论是中医诊治还是西医诊治，都应先排除其他易混淆的疾病。虽然中医在很大程度上不需要借助辅助检查即可诊断，但现在的人宁可花巨资、受疼痛之苦，也要得到明确的西医诊断。笔者同事曾带着一个十六七岁的少年前来就诊，患者诉头痛、恶心1周，无畏寒发热、鼻塞、流涕、咽痛等，以前曾有类似症状发作，但服药后均好转，此次服用多种药物进行治疗，均无效。因为是熟人找来就诊，所以没有建议做任何检查，给予简单处理，结果没有效果，后在他院检查，发现颅内占位（考虑肿瘤，具体不详）。事后细思，根据患者的症状进行诊断，虽然应从常见病、多发病入手，但也要考虑有重症疾病的可能，通过四诊不能明确诊断者，应借助现代医学的先进设备。对于某些疾病的治疗，更应该接受现代医学的治疗方法，方为不误。

肢体麻木，黄芪虫藤加味求

黄芪虫藤饮，这个处方为熊老的经验方，组方：黄芪30克，全蝎4克，地龙15克，僵蚕15克，蜈蚣1条，鸡血藤20克，海风藤15克，络石藤10克。本方为搜风通络止痛之剂，用于治疗"久痛入络"，痰湿瘀血阻滞经络，经脉闭阻，气血不畅，见肢体麻木、疼痛等症，效果较好。

病案

李某，男，43岁，汉族。因左侧腰部酸痛伴左侧下肢麻木、疼痛半年就诊，患者半年前因一次强力劳作后，导致左侧腰部疼痛，尤感左侧下肢发麻，伴有轻微疼痛，弯腰、抬腿即感症状加重。腰椎间盘CT检查提示，腰椎间盘突出。舌苔薄黄，脉弦。

拟：身痛逐瘀汤加黄柏。

治疗10天，疼痛症状有好转，但始终感左下肢麻木，行走困难，舌苔仍薄黄，脉弦。

拟：黄芪虫藤饮加味。

处方：鸡血藤20克，海风藤15克，伸筋草30克，透骨草20克，全蝎4克，地龙15克，蜈蚣1条，黄芪30克，川牛膝30克，木瓜20克，白芍20克，炙甘草10克，桂枝10克，黑附子10克，秦艽15克。

因笔者处没有络石藤，故用上方。患者服用上方10剂，疼痛及麻木消失，走路弯腰抬腿恢复正常，继续以上方加补肾强腰之品治疗，病愈。随访半年未见复发。

病案

某男，44 岁，藏族。患者就诊时由两人扶持而来，诉右下肢疼痛 3 天，不能用力，脚触地用力即感右下肢疼痛，伴下肢麻木。患者几日前搬家有腰部外伤史，当时未予在意，次日即出现上述症状。舌质红，舌苔薄黄，脉滑有力。根据临床经验，此类患者，考虑诊断为腰椎间盘突出，问及患者情况，因不愿意检查故来诊所治疗。

拟：四妙散合芍药甘草汤加味。

处方：苍术 20 克，黄柏 20 克，怀牛膝 30 克，薏苡仁 30 克，白芍 30 克，赤芍 30 克，炙甘草 15 克，木瓜 20 克，防己 15 克，独活 15 克，伸筋草 30 克，乳香 15 克，没药 15 克，全蝎 6 克，蜈蚣 2 条。3 剂。

每剂药服用 2 天。6 天后复诊，患者自行步入诊室，诉服药后疼痛明显好转，复诊见舌质显紫暗，再于上方加土鳖虫 15 克，3 剂。6 天后复诊，诉现在右下肢不疼痛，唯有发麻。

拟：黄芪桂枝五物汤加味。

处方：黄芪 40 克，桂枝 15 克，白芍 30 克，生姜 30 克，大枣 15 克，海风藤 15 克，络石藤 15 克，鸡血藤 30 克，威灵仙 15 克，木瓜 20 克，伸筋草 30 克，僵蚕 10 克，全蝎 8 克，地龙 10 克，蜈蚣 2 条，怀牛膝 15 克。

患者服药近 2 个月而愈。

此患者起病较急，有外伤史，舌质红，舌苔薄黄，脉滑而有力，此为湿热挟有瘀血，故以四妙散清热利湿，加木瓜、防己、独活、伸筋草，舒筋活络；再合芍药甘草汤与乳香、没药以柔肝缓急、活血止痛；全蝎、蜈蚣虫类之品，搜风通络止痛。诸药合用，方证对应，故能取效。后期患者唯有麻木，笔者选用黄芪桂枝五物汤，此方为治疗麻木不仁之正治之方，《金匮要略》载："血痹阴阳俱微，寸口关上微，尺中小紧，外证身体不仁，如风痹状，黄芪桂枝五物汤主之。"笔者运用此方时，常加入熊老的黄芪虫藤饮，效果更好。这也是笔者治疗肢体麻木不仁的常用处方。

📀病案📀

江某，女，60岁，藏族。诉双手发麻，左下肢麻木疼痛半年余，偶有头晕不适，左上肢冰冷，间断服用中西药治疗，效果甚微，亦曾做过相关检查未见异常，来笔者处诊治，症状如前，舌质淡嫩，舌上少苔，脉沉弦细。古云："舌质淡嫩，当为阳虚，舌质嫩红，多为阴虚。"

处方：黄芪40克，桂枝15克，白芍30克，海风藤15克，络石藤15克，鸡血藤30克，威灵仙15克，木瓜20克，伸筋草30克，僵蚕10克，全蝎8克，地龙10克，蜈蚣2条，桑枝30克，葛根30克。

患者服药1周，症状无好转，此辨证选方无误，为何无效呢？细思，黄芪桂枝五物汤原方有生姜、大枣，不应去掉。此处之生姜，发散风邪、温行血脉，与桂枝相伍，调和营卫，笔者认为此处必须重用生姜，方不失用经方之旨，大枣与生姜相配，助桂枝、白芍调和营卫。

处方：黄芪40克，桂枝15克，白芍30克，生姜30克，大枣15克，海风藤15克，络石藤15克，鸡血藤30克，威灵仙15克，木瓜20克，伸筋草30克，僵蚕10克，全蝎8克，地龙10克，蜈蚣2条。

患者服药后，诉症状明显改善，继以此方服用月余，患者无不适症状，病情痊愈而停药。

对于肢体麻木，《黄帝内经》载："营气虚则不仁，卫气虚则不用，营卫俱虚则不仁不用。"黄芪为补气第一要药，故以黄芪补气，气足则无顽麻；藤类药物善走经络，选用相应的藤类药物通经引络，可使药物直达病所，增强疗效；鸡血藤补血和血通络，与祛风通络之海风藤、络石藤同用，其通络止痛和血之功，效果明显。而对于顽痹、卒中后遗症多选用虫类搜剔之品，此类疾病多为风寒湿三气与痰浊、瘀血互结，深伏骨骱关节，气血凝滞不行，经络闭塞不通，所以痛麻之症顽固，缠绵难愈，非借虫类药物不足以走窜入络，搜剔逐邪。正所谓"风邪深入骨骱，如油入面，非用虫类搜剔不克为功。"古人也有"介类潜阳，虫类搜风"之说，此处选用全蝎、地龙、蜈蚣，搜风通络止痛。笔者运用此方治疗卒中后遗症，见肢体麻木、无力，伴有轻微疼痛者，常与涤痰汤加味治疗，效果较好。治疗痹症，对于久痛入络者，常加于其他复方中使用，如四妙散，或桂枝芍药知母汤等，均有很好的疗效。

带状疱疹，龙胆泻肝汤方求

带状疱疹，在《中医外科学》中称为蛇串疮，是一种皮肤上出现成簇水疱，沿身体一侧或呈带状分布的急性疱疹性皮肤病。因状如蛇行，故名蛇串疮。《医宗金鉴·外科心法要诀》中对于本病的病因和治疗论述得较为详尽，且于临床非常实用。书中说道："缠腰火丹蛇串名，干湿红黄似珠形，肝心脾肺风热湿，缠腰已遍不能生。（注：此证俗名蛇串疮，有干湿不同，红黄之异，皆如累累珠形。干者色红赤，形如云片，上起风粟，作痒发热。此属肝心二经风火，治宜龙胆泻肝汤；湿者色黄白，水疱大小不等，作烂流水，较干者多疼，此属脾肺二经湿热，治宜除湿胃苓汤。若腰肋生之，系肝火妄动，宜用柴胡清肝汤治之。其间小疱，用线针穿破，外用柏叶散敷之；若不速治，缠腰已遍，毒气入脐，令人膨胀，闷呕者逆。）"

◆病案◆

廖某，女，43岁，汉族。右侧腰部红色丘疹伴疼痛4天，无水疱，无渗出与糜烂。诊断为带状疱疹，患者不愿意服用药物治疗，要求外用药物，给予阿昔洛韦软膏外搽效果欠佳，后给予炉甘石洗剂治疗2天，皮损基本痊愈，但仍感右侧腰部伴大腿部疼痛，呈针刺样。察舌苔黄、微燥，脉弦。

拟：龙胆泻肝汤合活络效灵丹、金铃子散加味。

处方：延胡索15克，川楝子10克，没药6克，乳香6克，当归10克，丹参15克，栀子10克，黄芩10克，柴胡10克，地黄10克，车前子15克，赤芍 20 克，甘草 6 克。

开药 3 剂，以观疗效。患者服药 2 剂，腰部疼痛明显好转，嘱继续服药而愈。

带状疱疹临床颇为常见，多发于胸胁、头额、腰等部位，其病因多为肝经湿热、火毒蕴积肌肤所致。临床多选用龙胆泻肝汤加味治疗，效果很好。

病案

某患者，胸胁部患带状疱疹，在皮肤科输液治疗 2 天，症状改善不明显，后来内科门诊要求输液治疗，笔者劝其服用中药治疗，患者将信将疑地接受治疗。患者舌苔黄腻，脉弦。

拟：龙胆泻肝汤加味。

处方：龙胆草 12 克，黄芩 10 克，栀子 10 克，柴胡 10 克，地黄 10 克，当归 10 克，木通 10 克，泽泻 10 克，车前子 15 克，甘草 6 克，延胡索 15 克，川楝子 10 克，紫草 10 克，红花 10 克，板蓝根 20 克。

开药 3 剂，服药 5 天，复诊时皮损基本结痂，有轻微灼痛，继续以上方减去紫草、红花、加乳香、没药治疗，服药 2 周而愈。

从临床经验看，龙胆泻肝汤实为治疗带状疱疹的有效方剂，临床多加紫草、红花活血凉血以解毒；若热毒甚者，加板蓝根、金银花以清热解毒；若疼痛明显者加延胡索、川楝子以活血行气止痛；若疼痛时间较长，有瘀血者，与活络效灵丹合用。总之，本方为治疗带状疱疹的有效方剂。

对于带状疱疹的外用治疗，笔者临床多选用炉甘石洗剂外搽，此药来源方便、价格便宜、效果较好。软膏类外用药，效果往往不佳。对于皮肤科疾病的剂型选择，有人这样概括"干对干，湿对湿，半干对半湿"，即渗出较多时，选用湿敷；渗出少时，采用洗剂、糊剂；干燥、结痂、有鳞屑时，采用乳膏、霜剂，实为经验之总结。

看柴平汤，中西结合治呕吐

柴平汤首见于《景岳全书》，为《伤寒论》中小柴胡汤与《太平惠民和剂局方》中平胃散合方而成，小柴胡汤称之为经方，平胃散则称之为时方，笔者运用柴平汤治疗胃痛、呕吐等症，取效颇佳。

病案

苏某，男，35岁，汉族，已婚，四川人。素有乙肝"小三阳"病史10年，平素无不适症状，患者每年复查肝功能2次，均正常。此次就诊主诉腹胀、腹痛，伴恶心呕吐2天。患者2天前无诱因出现中上腹部胀满不适，伴轻微疼痛，大便每日1次，微稀，不能喝水进食，稍微进食、水则恶心呕吐，呕吐胃内容物，未见咖啡色液体，精神差，伴口苦口干、全身无力、食欲下降。舌苔薄黄、微燥，口唇干燥，脉弦数。在某医院做肝功能检查，显示肝功正常。腹部B超提示，胆囊壁增厚毛糙，双肾结石。查体，巩膜无黄染，中上腹部压痛，无反跳痛及肌紧张，肝区无叩击痛，肠鸣音5次/分。患者在医院输液治疗1天，症状无改善，遂来笔者诊所诊治。

考虑患者未进食，给予西医补液治疗，输"0.9%氯化钠注射液100毫升＋奥美拉唑注射液40毫克""0.9%氯化钠注射液500毫升＋氯化钾注射液0.5克""5%葡萄糖注射液500毫升＋氯化钾注射液0.5克"，液体总量在1100毫升，同时给予中药治疗。此为少阳病，《伤寒论》载："少阳之为病，口苦，咽干，目眩也。"而小柴胡汤主证有四：往来寒热、胸胁苦满、默默不欲饮食、心烦喜呕。又见"伤寒中风，有柴胡证，但见一证便是，不必悉具"。

拟：小柴胡汤合平胃散加味。

处方：柴胡14克，黄芩12克，半夏12克，太子参15克，生姜15克，大枣10克，炙甘草6克，苍术10克，厚朴15克，陈皮10克，竹茹15克，砂仁10克。

上方服用 3 剂，呕吐胀满症状明显缓解，口苦口干好转，能进少量流质饮食，继续以上方去竹茹，加藿香 10 克治疗，服用 6 剂，病愈。期间输液（上述液体）治疗 4 天。

此患者起病较急，病程较短，因呕吐以及不能进食导致津液亏损，故有口干乏力，治疗以静脉补充氯化钾为主，这样起效快，能更好更快地为患者解除痛苦，至此可能有人感到疑惑，中药治疗期间为何还要用西药。其实作为医生，不能固执己见，也不能墨守成规，更不能有门派之见，而废除好的治疗方法不用，这样虽有继承但不利于创新。

提到柴平汤，笔者最熟悉的两位前辈是刘渡舟和朱进忠。刘老运用此方治疗慢性胃炎、慢性肝炎、慢性胆囊炎皆取得较好的疗效，并且对于这些慢性疾病的急性阶段也有很好的疗效。一般情况下，刘老运用此方皆以原方进行治疗。朱老亦常用此方，且多与大黄一起运用，以通腑泄热。

淋证治验，辨证选方为重点

临床最常见的淋证就是热淋，我们常会听到患者有这样的主诉，"医生，我解小便时疼痛，小便次数多，并且解不干净"，这就是尿频、尿急、尿痛的不适症状。然而，有些患者却表现为精神差，主诉恶寒发热、全身关节肌肉疼痛、头昏乏力，测体温多为中度发热，这些症状全然不是淋证的主要表现，据此不能明确这是什么疾病，对此我们不能不闻不问按脉开药。《十问歌》载："一问寒热二问汗，三问头身四问便。"通过患者主诉可以了解寒热情况、头身情况，欲了解大小便情况，需继续问诊方知患者有尿频、尿急、尿痛，少数患者伴有大便秘结，此时我们就可以初步诊断此患者患有热淋，再察舌苔黄，或微腻，或微燥，脉数，按诊腰部有叩击痛。《中医内科学》的首选方剂是八正散，八正散为清利膀胱湿热的方剂，对于解除尿频、尿急及尿道涩痛有较好的疗效，但对于恶寒发热之表证却没有明显的效果，因此治疗此病常以八正散加减，效果方才明显。贵阳名中医冯先波先生治疗此病，运用八正散加味治疗，效果很好。处方：萹蓄 20 克，瞿麦 20 克，金钱草 20 克，夏枯草 15 克，滑石 15 克，木通 10 克，车前草 30 克，焦栀子 10 克，黄柏 15 克，虎杖 15 克，黄芩 15 克，石韦 30 克，红藤 30 克，乌药 15 克，怀牛膝 15 克，萆薢 30 克，甘草 10 克。本方用于治疗热淋，临床见尿频、尿急、尿痛，伴恶寒发热，腰酸身倦，小腹拘急胀痛，舌质红，苔黄腻，脉滑数者。下例 1则病案是冯老应用此方治疗热淋的经验。

病案

郭某，女，30 岁。患者恶寒发热 1 周，腰酸身倦，小腹拘急胀痛，尿频、尿急、尿痛，尿色深黄浑浊。于西医医院行尿常规检查显示：脓球（++）、红细胞（++）、白细胞（+++）、蛋白（+），血常规白细胞明显升高，服用西药诺氟沙星 3 天未效，舌红，苔黄腻，脉滑数。冯老取上方 3 剂，嘱患者每日 1 剂，早、晚分服。患者服药 3 剂后热退，尿频、尿急、尿痛症状大减，尿常规以及血常规检查明显下降，继续服上方 3 剂，症状消失，尿常规正常。

对于石淋者，临床以一侧腰腹痛为主，疼痛较为剧烈，小便频急涩痛，淋漓不尽，尿中带血，小便色黄，舌苔薄黄，脉滑数，B 超检查见肾积水、结石，此为膀胱湿热。

拟：八正散加减。

处方：萹蓄 20 克，瞿麦 20 克，金钱草 50 克，滑石 15 克，木通 10 克，车前草 30 克，石韦 30 克，芦根 30 克，海金沙 20 克，冬葵子 10 克，怀牛膝 15 克，鱼脑石 15 克，鸡内金 15 克，厚朴 15 克，鸡血藤 30 克，王不留行 15 克，甘草 10 克。

原方用穿山甲治疗，但笔者虑其药品为国家保护动物，且药价较贵，因此选用王不留行。对于石淋中以血尿为主要表现者，笔者常选用小蓟饮子加味治疗。

⊛病案⊛

杨某，男，47 岁，汉族，已婚，素有输尿管结石病史。今诉左下腹疼痛伴血尿 1 天就诊，患者于昨日无诱因出现左下腹部疼痛，伴尿频、尿急、尿痛，并有血尿，无腰痛、畏寒发热，遂来就诊。察舌苔黄，舌质红，脉细有力。

拟：小蓟饮子加味。

处方：小蓟 15 克，地黄 30 克，竹叶 10 克，木通 10 克，蒲黄 10 克，滑石 15 克，栀子 10 克，藕节 15 克，当归 10 克，赤芍 20 克，白芍 20 克，生甘草 10 克，延胡索 10 克，川楝子 10 克，石韦 15 克，金钱草 40 克。

患者服药 3 剂，复诊诉上述症状消失，嘱继续服药，以期结石排出。

若临床以肾阴虚导致的小便频数、灼热、色黄，疼痛，伴阴部胀痛不适，舌苔薄黄腻，脉细数为见证者，拟知柏济生汤合金铃子散加减治疗。处方：知母 10 克，黄柏 10 克，地黄 15 克，山药 10 克，山茱萸 10 克，牡丹皮 10克，土茯苓 30 克，泽泻 10 克，车前子 15 克，怀牛膝 15 克，延胡索 10 克，川楝子 10 克，黄芩 10 克。本方为熊继柏先生根据济生肾气丸变化而成，即济生肾气丸去桂附而易知柏，为治疗肾虚热甚导致的小便淋漓涩痛，屡用屡效，诚为秘方验方。笔者也运用此方治疗以下病例。

⊛病案⊛

蒋某，男，33 岁，汉族。患者长期伏案工作，2 个月前出现尿频、尿急，伴尿不尽的症状，自服左氧氟沙星胶囊等药物治疗 2 周，上述症状改善，1周后症状又复发，无畏寒发热，伴大腿内侧疼痛，性功能稍有减弱，此次就诊于成都中医药大学附院，做前列腺液、B 超、血常规、生化检查，诊断为前列腺炎，当时取前列腺液时，有血性分泌物，医生给予服用小蓟饮子治疗，服用近 2 个月，上述症状明显改善，但仍有尿不尽之感，小便黄，伴大腿内侧轻微疼痛。察舌苔黄、微腻，脉数滑。

拟：知柏地黄汤加味。

处方：知母10克，黄柏10克，地黄15克，山药10克，山茱萸10克，牡丹皮10克，土茯苓30克，泽泻15克，怀牛膝15克，车前子15克，延胡索10克，川楝子10克，栀子10克。

嘱患者服药7剂，以观疗效。患者服药后，尿不尽以及大腿根部疼痛较前好转，嘱继续服用上方。患者服用上方月余，诸症消失。

病案

李某，男，23岁，汉族，未婚。主诉尿频伴尿不尽半年余。伴夜尿2次，口干口苦，偶有茎中疼痛。舌质淡红，舌苔黄、微腻。脉沉弦。

拟：济生肾气丸加味。

处方：地黄15克，山药15克，山茱萸15克，牡丹皮10克，土茯苓30克，泽泻15克，怀牛膝15克，车前子30克，知母10克，黄柏30克，黄芩10克，延胡索10克，川楝子10克，白花蛇舌草30克。

开药3剂，每日2次，服药7天。患者服药后尿不尽好转，夜尿减少为1次，无茎中疼痛，伴有睡眠欠佳、口干，再予上方加栀子10克，琥珀20克，再服7天，药后尿频、尿不尽缓解，仍有失眠，素有遗精史，晨勃欠佳，于上方减延胡索、川楝子，加芡实15克，金樱子15克，龙骨20克，治疗月余，上述症状基本好转。

病案

普某，男，41岁，藏族，未婚。此患者由内科门诊介绍而来，因诊断不明确，未予开药。患者近半年来常感腰痛，伴夜尿多，每晚3次，偶有遗精，遗精后感腰痛症状较甚。察舌质淡红，舌苔薄黄，脉弦细。

拟：济生肾气丸加味。

处方：地黄15克，山药15克，山茱萸15克，牡丹皮12克，土茯苓30克，泽泻12克，怀牛膝15克，车前子30克，知母10克，黄柏10克，桑螵蛸30克，金樱子 15 克，芡实 15 克，龙骨 30 克。

患者服药 1 周，腰痛和尿频症状明显好转，遗精未作，继续以上方治疗 4 周，诸症得愈。

中医不慢，急症腹痛效亦良

胃痛是由于胃气阻滞，胃络瘀阻，胃失所养，不通则痛导致的以上腹胃脘部发生疼痛为主症的一种脾胃肠病证。胃痛，又称胃脘痛，在脾胃肠病证中最为多见，人群中发病率较高，中药治疗效果颇佳。

对于中医治疗急腹症，多数患者选择西医治疗，故笔者治疗此类疾病的机会和经验甚少，故仅以个案形式笔录于此。

病案

敬某，女，30 岁，汉族，已婚。产后 1 个月就诊，患者诉上腹部疼痛 2 小时，呈持续性隐痛，时有胀痛不适，伴有轻微恶心，无呕吐、腹泻、反射性疼痛，就诊时呈痛苦面容。察舌苔薄白，脉沉。因虑其哺乳期西医治疗用药较为局限，遂行中药治疗。

拟：良附丸合金铃子散加味。

处方：高良姜 15 克，香附 15 克，木香 15 克，延胡索 15 克，川楝子 10 克，陈皮 10 克，枳壳 10 克，厚朴 10 克，苏叶 10 克。

嘱患者急煎频服，1 日后复诊，诉当天下午腹痛未作，次日晚上无诱因出现剖腹产术后伤口疼痛，局部无红肿、溃烂，自觉伤口内部疼痛，并伴寒战高热，体温 39.2℃。到人民医院就诊，查 B 超、血常规未见异常，医生建议不服用药物，并进行物理降温，患者颇为担忧而来就诊。察舌苔薄黄，口干，脉沉弦。

拟：小柴胡汤合当归芍药散加味。

处方：柴胡 24 克，黄芩 15 克，半夏 10 克，党参 15 克，大枣 10 克，当归 15 克，白芍 15 克，川芎 10 克，苍术 10 克，泽泻 15 克，延胡索 10 克，川楝子 10 克，生姜 3 片，炙甘草 6 克。

患者服药 1 剂，次日未再发热，伤口处疼痛明显好转，继续服用上方 1 剂，发热未作，伤口疼痛消失。

此患者初期胃脘部疼痛，急性发作，舌苔薄白，脉沉，此为寒邪客胃，寒属阴邪，其性凝滞收引，致使寒凝气滞，胃气失和，胃气阻滞，不通则痛。正如《素问·举痛论篇》载："寒气客于肠胃之间，膜原之下，血不得散，小络急引，故痛。"故拟温胃散寒、行气止痛之方，加金铃子散、枳实、陈皮、木香、厚朴、苏叶等以增强散寒行气止痛之力，故而显效。后来患者无诱因出现发热，伤口处疼痛，伴口干，舌苔薄黄，此为少阳经受邪，故拟小柴胡汤和解少阳，当归芍药散活血止痛，二方合用，诸症得愈。

内伤发热，气有余便是火

内伤发热是指以内伤为病因，脏腑功能失调、气血水湿郁遏或气血阴阳亏虚为基本病机，以发热为主要临床表现的病证。一般起病较缓，病程较长。临床上多表现为低热，但有时可以是高热。

● 病案

涂某，女，42 岁，汉族。诉夜间发热月余，不出汗，睡眠稍差，轻微口干，并有急躁易怒，舌苔薄黄，舌质红，脉弦数。

拟：滋水清肝饮加味。

处方：牡丹皮 12 克，栀子 15 克，白芍 15 克，当归 10 克，柴胡 10 克，白术 10 克，茯苓 15 克，知母 15 克，黄柏 15 克，地黄 20 克，山药 15 克，山茱萸 15 克，泽泻 12 克，夜交藤 30 克，地骨皮 20 克。

　　患者服药 1 剂，未再来就诊，1 周后复诊，诉服用上方后一觉睡到天明，也未感觉到发热，今来就诊望解决胃脘部胀痛，患者打呃后胀痛好转。察舌苔薄白，脉弦。

　　拟：逍遥散加味。

　　处方：柴胡 12 克，白芍 15 克，白术 12 克，茯苓 15 克，木香 10 克，枳壳 10 克，佛手 10 克，陈皮 10 克，神曲 10 克，麦芽 15 克，香附 15 克，炙甘草 6 克。

　　患者服药 1 剂，胀痛症状消失。

　　情志抑郁，肝气不能条达，气郁化火而发热；或因恼怒过度，肝火内盛，以致发热。其发病机制正如《丹溪心法·火》所载"凡气有余便是火"。因此种发热与情志密切相关，故亦称"五志之火"。此患者为气郁发热，故以滋水清肝饮加减治疗，方中丹栀逍遥散疏肝解郁，气有余便是火；牡丹皮、栀子清肝泄热；知柏地黄汤滋补肝肾之阴。郁得清，热得泄，肝肾之阴得补，故发热可愈。后期又出现肝气犯胃之胃脘胀满不适、呃逆等，再拟逍遥散加减治疗取效。

经方时方，眩晕治疗当辨证

病案

　　杨某，女，47 岁，汉族。患者体型偏瘦，诉阵发性头晕 5 天。患者近 5 天来无诱因出现头晕，呈阵发性，头晕持续 1～2 分钟后自行缓解，伴夜间睡眠差。血压 130/70 毫米汞柱。舌苔黄，微腻，脉沉。患者于去年在高原因头晕测血压 170/90 毫米汞柱，回内地后血压自行下降，并做颈椎、头部 CT，发现颈动脉狭窄，给予服药后好转。

　　拟：天麻钩藤饮加味。

处方：天麻 15 克，钩藤 30 克，石决明 30 克，黄芩 10 克，栀子 10 克，杜仲 15 克，怀牛膝 15 克，茯苓 15 克，龙骨 20 克，珍珠母 20 克，泽泻 30 克，夜交藤 30 克。

嘱服药 1 剂。患者中午服药 1 次，傍晚时出现恶寒，全身酸痛不适，恶心，头晕有加重之势，给予小柴胡颗粒 20 克，兑开水服用，并继续服用中药，次日晨起上述不适症状缓解，且睡眠改善。1 个月后头晕复发，再拟上方治疗，病情好转。

病案

某男，73 岁，藏族。4 年前患脑梗死，经住院治疗后好转，出院后间断出现头晕、失眠、下肢酸软无力，经多方治疗效果甚微，查前医处方多用活血化瘀、补肾之品。来诊时见患者面色黧黑，口唇发绀，舌质紫暗，舌上少苔，脉弦细，体型消瘦。初以镇肝熄风汤加天麻、钩藤无效。细思，患者头晕、失眠、体型消瘦、舌上少苔，此为肝阳上扰清窍所致，下肢酸软无力为肝肾阴亏、水不涵木，符合天麻钩藤饮证。

处方：天麻 20 克，钩藤 15 克，石决明 30 克，黄芩 10 克，栀子 10 克，杜仲 15 克，怀牛膝 15 克，桑寄生 15 克，益母草 20 克，茯苓 15 克，龙骨 20 克，牡蛎 20 克，远志 10 克，枣仁 15 克，三七粉 10 克。

患者服药 7 天后上述症状改善，继以上方服用月余，病情平稳，嘱其可以停药，但患者仍间断服药治疗，如每月有 2 周服用药物，现身体健康。

眩晕一病，有用经方治疗效果很好的报道，有用时方治疗甚佳的论述。经方者，多取苓桂术甘汤、泽泻汤、真武汤、旋覆代赭汤。时方者，多遵《中医内科学》之理论，按其证型归为：肝阳上亢、痰浊上扰、气血亏虚、肾阴肾阳亏虚。其中痰浊上扰清窍的治疗，除用半夏白术天麻汤外，还用了黄连温胆汤。笔者认为，半夏白术天麻汤为治疗痰浊上犯清窍之属寒者，黄连温胆汤治疗痰浊上犯清窍之化热者，一温一寒，互相对应，实为中医之巧。

有一种眩晕，无天旋地转、恶心呕吐的症状，而是表现为头脑昏沉（昏重）、不清醒（患者自己描述的症状），如下例病案。

病案

某男，36岁，汉族，已婚。患者因头晕失眠1个月就诊。患者近1个月来无诱因出现头晕，自觉头重脚轻，站立时尤为明显，无视物旋转、恶心呕吐，伴夜间心悸、烦躁、不易入睡、入睡后容易惊醒。头颅、颈椎CT，心电图，脑电图等检查均未见异常。服用艾司唑仑片、血塞通片、银杏叶片等药物治疗，睡眠好转，但头晕症状仍无改善，遂来中医科治疗。患者呈焦虑状态，舌质淡红，舌苔薄黄，脉弦数。《伤寒论》载："伤寒八九日，下之，胸满烦惊，小便不利，谵语，一身尽重，不可转侧者，柴胡加龙骨牡蛎汤主之。"其中"胸满烦惊"为辨证之要点。

拟：柴胡加龙骨牡蛎汤合天麻钩藤饮加减。

处方：柴胡20克，黄芩15克，半夏15克，茯苓30克，桂枝15克，龙骨30克，牡蛎30克，磁石30克，栀子10克，淡豆豉10克，天麻20克，石决明20克，郁金15克，石菖蒲10克，炙甘草6克。

患者服药1周，失眠明显好转，惊悸好转，头晕也大有改善，继续以此方治疗月余而愈。

上热下湿，龙胆泻肝汤最宜

《太平惠民和剂局方》中龙胆泻肝汤的组方：龙胆草、栀子、黄芩、泽泻、木通、车前子、当归、地黄、柴胡、生甘草。此方清肝胆实火、泻下焦湿热。临床用于治疗肝胆实火导致的头痛目赤，口苦胁痛，耳聋耳肿，以及下焦湿热导致的阴肿、阴痒、阴汗，小便淋浊，妇女带下黄臭，临床以舌质红，舌苔黄，脉弦数有力为主症。

病案

某男，45岁，汉族，已婚。诉左侧眼睛痒痛不适伴充血3天。患者3

天前无诱因出现左侧眼睛发痒，伴有疼痛、畏光、充血，自购消炎眼药水治疗2天无好转，遂来就诊。患者体型高大，偏胖，语声高朗，左侧眼睛充血，流泪，舌质红，舌边齿痕，舌苔黄，微腻，脉弦数有力，重按无力。肝开窍于目，肝火上炎则眼睛发痒、疼痛、畏光、充血不适。

拟：龙胆泻肝汤加减。

处方：龙胆草12克，栀子15克，黄芩12克，泽泻15克，木通10克，车前子20克，当归10克，地黄15克，柴胡10克，夏枯草20克，木贼15克，菊花15克，生甘草10克。

患者服药3剂，每剂药服用2日，3剂药服完，眼部不适症状完全消失，唯有舌边齿痕，舌苔黄仍在，再以上方加减治疗半个月，黄苔去，齿痕舌仍在而停药。对于齿痕舌，在临床中观察发现，诸多疾病已经痊愈，但其舌质在短期内亦不能恢复正常，此时若无临床表现当属正常，不予治疗。

病案

王某，女，24岁，未婚。主诉黄带伴月经淋漓不尽月余。曾在某医院妇科诊治，阴道B超提示，阴道炎。经治疗后上述症状无明显好转，遂来笔者处求中医治疗。察舌质红，舌苔薄，脉细数。

拟：丹栀逍遥散加减。

处方：牡丹皮15克，栀子15克，柴胡15克，当归10克，赤芍15克，苍术15克，土茯苓30克，薄荷10克，炙甘草6克，黄柏20克，车前子20克，败酱草30克，萆薢30克。

患者服药1周，黄带仍然较多，月经已经干净。察舌质红，舌苔黄、微腻。此为肝胆湿热下注所致。

拟：龙胆泻肝汤加减。

处方：龙胆草15克，栀子15克，黄芩15克，柴胡15克，地黄15克，车前子30克，泽泻15克，炙甘草8克，土茯苓30克，萆薢30克，黄柏15克，败酱草30克，白花蛇舌草30克，赤芍20克。

上方服用 1 周，黄带明显减少，无其他不适症状，再于上方加附子 15 克，服用 1 周后病愈。

本方为治疗肝火上炎、湿热下注的主要方剂。上可治疗头面部、五官诸窍疾病，下可治疗前后二阴诸窍疾病。总之，窍道疾病多以湿邪为主，而本方为清热利湿的主要方剂，故用之多验。

月经不调，经多似崩寒热辨

月经周期正常，经量明显多于既往者，称为月经过多。本病多因血热和气虚导致，对于血热的患者，多由于素体阳盛，或恣食辛燥、感受热邪、七情过极，郁而化热，热扰冲任，迫血妄行，遂致经行量多。气虚的患者，素体虚弱，或饮食失节、劳倦过度、大病久病，损伤脾气，中气不足，冲任不固，血失统摄，遂致经行量多。

病案

伊某，女，24 岁，土族，青海人。因月经量多就诊。患者以前月经正常，此次月经量多，10 余天未净，伴有血块，白带增多。察舌苔薄黄，舌质红，脉弦数。

拟：丹栀逍遥散加味。

处方：牡丹皮 10 克，栀子 10 克，当归 10 克，苍术 15 克，土茯苓 20 克，柴胡 10 克，车前草 20 克，泽泻 15 克，阿胶 10 克，黄柏 20 克，黄芩 15 克，蒲黄 10 克，赤芍 15 克，炙甘草 6 克。

开药 5 剂，患者服药 2 天，月经量明显减少，5 剂药服完，月经干净，白带仍较多，上方去阿胶之滋腻，继续服用 3 周，带下得愈。此患者发病时间较短，起病较急，舌质红，舌苔薄黄，脉弦数，当为肝经湿热所致，治疗以丹栀逍遥散加味，清肝胆湿热，湿热得清，其症可愈。

◎病案◎

刘某，女，40岁，汉族，已婚。间断经期延长2年，加重1个月。患者2年前月经期出现经量增多，色淡，持续1个月不干净，伴头晕乏力、心悸、失眠，经西医清宫治疗后月经干净，之后上述症状多次发作，间断服用中药治疗，病情时好时坏，不能完全治愈。此次月经又持续1个月不净，且上述贫血症状依旧。患者眼睑苍白，面色㿠白，舌质淡，舌苔薄，脉细沉无力。初给予人参养荣汤加蒲黄、海螵蛸、地榆、旱莲草治疗，上述症状无改善。思之，辨证准确，但选方有误，月经量多，当为脾不统血所致。

拟：归脾丸加味。

处方：党参30克，黄芪40克，炒白术15克，当归15克，茯苓15克，木香10克，龙眼肉15克，炮姜30克，艾叶10克，蒲黄12克，炙甘草10克，仙鹤草40克，侧柏叶15克，血余炭20克。

上方服用5天，月经停止，复诊时诉头晕乏力、心悸失眠症状较为严重，并感纳差腹胀，舌苔脉象如前。

拟：人参养荣汤加味。

处方：党参20克，黄芪30克，炒白术15克，茯苓15克，炙甘草6克，熟地黄15克，白芍15克，当归15克，桂枝10克，五味子10克，远志10克，陈皮10克，砂仁10克，麦芽15克，附子15克，大枣10克。

患者服药后诸症明显减轻，后以此方加减治疗2个多月，诸症得愈。

对于月经过多，或者崩漏的患者，笔者临床多加用蒲黄，其味甘，性平，归肝、心包经，为止血化瘀通淋之品，本品甘缓不峻，性平而无寒热之偏，长于收敛止血，又能活血行瘀，止血与活血同用，涩血与散瘀兼备，有止血而不留瘀的特点，诚为止血行瘀之良药。笔者临床用本品止血，初期以炒用为多，但有时药房炒蒲黄缺货，用生蒲黄止血效果亦很好，以上两个病案所用的蒲黄，均为生蒲黄。

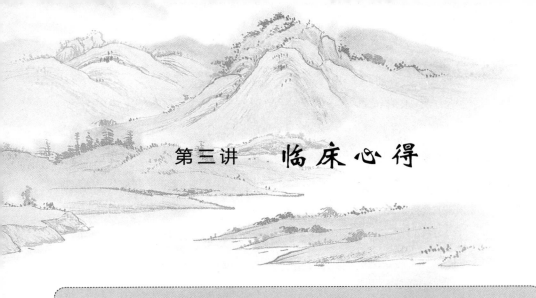

第三讲　临床心得

此讲是笔者对近年来临床经验的总结，有经方、时方和自拟方，特别是对经方温阳法则的总结，从中可体会到笔者运用四逆汤、麻黄附子细辛汤之娴熟，以及笔者遵仲景之精神、扬"火神派"之法则的学术思想。

漫话附子，良师益友幸相交

对于附子这味中药，笔者行医以来，一直不会用、不爱用、不敢用，究其缘由，因本品辛温大热，有毒，煎煮较为烦琐，若临床辨证不准，选方用药不确，患者煎煮不得法，对患者病情是无益的。虽浏览过"火神派"的相关文章，但终究没有细细地去研读和体会，乃至于这种"陋习"搁置了数年。然很荣幸的是，在圣城时遇同乡杨先生，先生在高原生活工作30余年，在本市古城区创办了自己的中医诊所，门庭若市，排队候诊者日逾百人。先生年近古稀，头发花白，精神矍铄，与之相谈甚欢，其阐述学术观点颇为中肯并启迪后学，先生说："高原地带，气候寒冷，早晚温差较大，又因现在的人嗜食冷饮、瓜果，豪饮啤酒；生活无规律，熬夜晚睡，性生活无度；女性为了追求时尚，着短衫短裤，轻纱薄衣；很多人在家中吹空调，驾车时开汽车冷气。这些生活方式最易损伤人体阳气，初则影响肺脾，继则出现脾肾阳气亏虚。寒邪侵犯人体，首先犯肺，导致肺失宣肃，出现头痛、鼻塞、流清涕、喷嚏连连、眼痒流泪，随即伴有咳嗽咳痰等不适症状。相继则出现脾阳虚损，临床见胃痛胃胀，食少便溏，经常泄泻，面色萎黄，神疲欲寐。若不及时治疗，则出现肾阳亏虚，表现为腰酸背痛，双下肢疼痛、酸软无力，伴四肢冰冷，女性出现痛经、月经量少，甚至闭经的症状；男性则出现阳痿早泄，诸如阳气损伤的病证接踵而至。附子这味药则可担此大任，随症加减治之，效果颇佳。"与先生交谈，如醍醐灌顶，这种传道授业解惑，不是老师胜似老师，为中医传承毫无保留的精神是我辈学习的榜样。笔者感先生之言，又研读《医理真传》《医法圆通》《李可名老中医急危重症疑难病经验专辑》以及吴佩衡、范忠林先生的用药经验，深得其意，于是才敢在临床上大胆地运用附子。初用 10 ～ 15 克，后来用 20 ～ 30 克，诚如四逆汤、麻黄附子细辛汤、潜阳封髓丹、附子理中汤，通过临床观察发现，效果倍增，复诊率明显上升。后在先生诊所为其坐诊半年，接诊患者无数，收获颇丰。

《本草求真》中对附子有这样的评价："为补先天命门真火第一要剂。凡一切沉寒痼冷之症，用此无不奏效。"附子用于临床治疗亡阳证，能逐退在内之阴寒，急回外越之阳气，临床见大汗淋漓，四肢厥冷，脉微欲绝之重症，可选用四逆汤、茯苓四逆汤。用于治疗阳虚，在上能温通心阳，可以选用桂枝加附子汤；在中能温脾散寒，用附子理中汤；在下补肾阳以益火，治疗选用潜阳封髓丹、四逆汤合肾四味；外达皮毛除表寒而选用麻黄附子细辛汤、小青龙汤加附子。用于治疗痹证，附子能温通经脉，散寒止痛，如甘草附子汤、桂枝芍药知母汤、麻黄附子细辛汤，皆有较好的疗效。

以上片言只语，是对附子临床运用的粗略探讨，笔者于本书的后文中，特别地介绍了其在临床上运用温阳之剂的点滴经验和一些体会，临证可以参考学习运用。

用自拟方，枣仁二夏疗失眠

临床常见失眠患者，虽然运用酸枣仁汤合温胆汤、柴芍龙牡汤等治愈了一些患者，但失败的案例也不少，因此，对于此病的思考较多。失眠患者病机较为复杂，多有肝郁，或挟痰、挟瘀、挟热，或挟肝郁脾虚，或挟心肾不交，或挟阴阳失调等。笔者临床常选用枣仁二夏汤，本方由酸枣仁汤合二夏汤（半夏、夏枯草）加味而成。处方：酸枣仁 15 克，茯苓 15 克，知母 10 克，半夏 10 克，夏枯草 20 克，丹参 20 克，百合 20 克，合欢皮 20 克，夜交藤 30 克，龙骨 20 克，珍珠母 20 克，炙甘草 6 克。本品治疗心神不安、忧郁、失眠有较好的疗效。本方取合欢皮之甘、平，以解郁、和血、宁心；百合，味甘微苦，性平，入心、肺经，有清心安神之功；丹参，味苦、微辛，性微寒，具有活血祛瘀、养血安神、凉血消肿之功效。以上三味药物，为肝郁失眠所常用。虽为肝郁，却不用柴胡之属，再以半夏、夏枯草调和阴阳，《医学秘旨》载"盖半夏得阴而生，夏枯草得阳而长，是阴阳配合之妙也"，此言可谓是对这一配伍最好的解释。再以酸枣仁汤配合龙骨、夜交藤、珍珠母以养血安神，清热除烦。本方是笔者治疗失眠的常用方，临床症见失眠、多梦、心烦、头晕、舌苔薄黄、脉弦细等。若肝郁气滞甚者，加柴胡 10 克，白芍 15 克；心肾不交者加交泰丸（黄连 6 克，肉桂 3 克）；有热象者加牡丹皮 10 克，栀子 10 克。

病案

刘某，男，37 岁，汉族。体型肥胖，面色红润，诉近 1 周无诱因出现失眠，伴心烦易怒，小便黄，舌苔薄黄，脉弦。

拟：丹栀逍遥散合枣仁二夏汤加减。

处方：牡丹皮 10 克，栀子 10 克，柴胡 10 克，白芍 15 克，茯苓 15 克，酸枣仁 15 克，知母 10 克，夜交藤 30 克，百合 20 克，珍珠母 20 克，龙骨 20 克，合欢皮 20 克，茵陈 20 克，郁金 10 克，半夏 10 克，夏枯草 20 克，炙甘草 6 克。

患者服药 3 剂，睡眠如常。此患为肝郁化火，邪火扰动心神，神不安而不寐，用丹栀逍遥散清肝胆郁热，合枣仁二夏汤安神助眠，效果良好。

⚜ 病案 ⚜

李某，女，49 岁。因失眠伴头晕 3 天就诊。患者近 3 天，无明显诱因出现失眠，整夜不能入睡，伴多梦，晨起头晕，平素性情急躁，舌苔薄白，舌质红，脉弦。

拟：酸枣仁汤合二夏汤加味。

处方：半夏 15 克，夏枯草 20 克，酸枣仁 15 克，知母 15 克，茯苓 15 克，龙骨 20 克，百合 20 克，丹参 20 克，夜交藤 30 克，珍珠母 20 克，合欢皮 20 克，炙甘草 6 克，柴胡 10 克，白芍 15 克，枳壳 10 克。

患者服药 1 剂，当晚睡眠好转，次日晨起头晕减轻，嘱继续服药。

⚜ 病案 ⚜

谭某，男。某部队子弟兵，体型偏瘦，因失眠多梦 3 年余就诊。自诉失眠，不能入睡，入睡后常被噩梦惊醒，颇为苦恼，伴小便黄，余无所苦。舌质红，舌苔薄白，脉弦数。曾在他处进行中医治疗，效果欠佳。

拟：枣仁二夏汤加味。

处方：半夏 15 克，夏枯草 20 克，酸枣仁 15 克，知母 15 克，茯苓 15 克，龙骨 20 克，百合 20 克，丹参 20 克，夜交藤 30 克，珍珠母 20 克，合欢皮 20 克，炙甘草 6 克，柴胡 10 克，白芍 15 克，黄连 9 克，栀子 10 克，肉桂 5 克。

患者服药 3 剂，睡眠明显改善，小便颜色稍有好转，虑栀子、黄连苦寒，故在上方基础上停用黄连、栀子、肉桂，患者服药后睡眠尚可，但整夜噩梦纷纭，再继续加入后三味药物，诸症方缓解，后服用月余，病愈。

⬤ 病案 ⬤

赵某，男，42岁，汉族，已婚。体型肥胖，近3个月来出现失眠，伴心悸，偶有惊恐不安，口干，晨起喉中痰多，咳黄色黏痰。舌苔黄、微腻，脉弦滑，此为痰热内扰，心肾不交。

拟：枣仁二夏汤合交泰丸加味。

处方：黄连9克，肉桂5克，黄芩10克，半夏10克，茯苓15克，陈皮10克，枳实10克，竹茹10克，夏枯草20克，酸枣仁15克，知母15克，龙骨20克，珍珠母20克，夜交藤30克，炙甘草6克。

患者服药3剂，失眠、心悸以及口干症状明显改善。

此处顺便谈谈心脾两虚之不寐，临床见失眠多梦、易醒、神疲食少、心悸头晕、自汗等，笔者常以归脾汤合生脉散加味治疗。处方：党参30克，黄芪30克，当归15克，五味子10克，麦冬10克，酸枣仁20克，龙眼肉15克，远志10克，茯苓20克，夜交藤30克，龙齿20克，珍珠母20克，莲子心10克，合欢皮20克，熟地黄20克，阿胶10克，益智10克，甘草10克。

⬤ 病案 ⬤

纪某，男，31岁，汉族，已婚。主诉失眠、乏力2个月，患者就诊时情绪较为低落，忧郁状态，舌质红，舌中有裂纹，偶有头晕不适，伴乏力，舌苔薄白，脉沉细。

拟：枣仁二夏汤。

处方：枣仁20克，知母10克，茯苓15克，丹参20克，合欢皮20克，夜交藤30克，珍珠母20克，百合20克，龙骨30克，半夏15克，夏枯草20克，远志10克，炙甘草6克。

7天后复诊，诉服药后睡眠稍有改善，但睡眠期间容易醒，此为心脾两虚之证。

拟：归脾汤加味。

处方：党参 20 克，茯苓 15 克，白术 12 克，黄芪 30 克，当归 10 克，远志 10 克，木香 10 克，龙眼肉 15 克，龙骨 30 克，酸枣仁 20 克，牡蛎 30 克，夜交藤 30 克，柏子仁 10 克，五味子 10 克，炙甘草 6 克。

7 天后复诊，患者诉睡眠好转，精神尚可，嘱其继续服用上方 1 个月，失眠就此而愈。

作为一名中医师，应该仔细诊治每一位患者，不能忽略四诊对疾病诊断的重要性，而仅凭脉诊、望诊而妄下诊断，卖弄技艺、博人眼球，如此草率、偏执而哗众取宠的诊治疾病，会导致误诊误治，延误病情，甚至给患者带来生命危险，为医者当戒之又戒！

临床心得，粉刺治疗升级版

粉刺又称肺风粉刺，多见于青年男女，在临床上也多见于一些中年女性，临床表现为颜面、胸背部等处见到针头或米粒大小皮疹，如刺，可挤出白色粉渣物。临床上因此种类型粉刺而就诊者较少，来诊治的多为红色丘疹，如黄豆大小，或见脓点，或见紫褐色结节，或见窦道，或见愈后瘢痕，其表现不一，证型各异，选方用药也不同。

笔者早年治疗见口周及下颌部位出现红色丘疹，伴有脓点，或见紫褐色结痂的粉刺，总是没有好的办法，多以枇杷清肺饮加减治疗，时有见效，而总以不效为多；或以防风通圣散加减治疗，也不见效。后来读到《中医症状鉴别诊断学》一书时，书中详细地介绍了粉刺的类型及其处方用药，书中写道："胃热痤疮，颜面有散在毛囊性丘疹，如粟米大小，能挤出白色油状物质，间有黑头粉刺，以口周较多，亦可见于背部前胸，面部出油较多，毛孔哆开，常伴有食多，口臭，口干，舌燥喜冷饮，大便秘结，舌质红，苔腻，脉沉滑有力。"此种类型临床多选用茵陈蒿汤治疗，而对于湿毒血瘀的痤疮，临床特点见丘疹、脓疱、结节囊肿、皮肤出油较多，书中记载了用除湿解毒汤治疗，此方可除湿解毒、活血化瘀。以上二方合用，治疗因湿热瘀导致的痤疮，效果较好。

病案

某女，30岁，汉族，已婚。额头部及面颊部红色丘疹、脓点，丘疹呈鲜红色，脓点易破，头发容易油腻，大便干结，2～3日1次，面色红润，体型偏胖，壮实，舌质红，舌苔黄腻，脉沉数。曾经服药月余效果欠佳。

拟：茵陈蒿汤合除湿解毒汤加减。

处方：茵陈30克，栀子15克，大黄10克，土茯苓30克，薏苡仁30克，萆薢30克，车前子20克，泽泻15克，大豆黄15克，蒲公英20克，赤芍20克，浙贝母15克，皂角刺15克，紫花地丁15克，木瓜20克，葛根30克。

此方服用1周，上述皮损明显好转，丘疹消退，脓点亦见消，继续服用月余，面部粉刺得愈，随访未再复发。

病案

某女，41岁，藏族，已婚。下颌部红色丘疹3个多月，其余无不适症状。舌质红，舌苔薄黄，脉缓有力。

拟：茵陈蒿汤合除湿解毒汤加味。

处方：茵陈30克，栀子15克，大黄6克，土茯苓30克，薏苡仁30克，萆薢30克，车前子20克，泽泻15克，大豆黄15克，蒲公英20克，赤芍20克，浙贝母15克，皂角刺15克，木瓜20克，葛根30克。

服药1周，上述症状即有改善，嘱继续服药3周，病愈。后以治疗妇科疾病来诊，粉刺未见复发。

病案

某女，43岁，藏族，已婚。口周出现红色丘疹半年之久，伴少许白色脓点。舌质淡红，舌苔薄白，脉沉数。

拟：茵陈蒿汤合除湿解毒汤加味。

处方：茵陈30克，栀子15克，大黄6克，土茯苓30克，薏苡仁30克，萆薢30克，车前子20克，泽泻15克，大豆黄15克，蒲公英20克，赤芍20克，浙贝母15克，皂角刺15克，木瓜20克，葛根30克。

服用1周后，第2次复诊时，患者诉症状明显好转，见笔者忙于诊治疾病，提出不用把脉，直接开上次的处方即可，可见此方效果之好，患者认可度颇高。

除湿解毒汤为《中医症状鉴别诊断学》中的处方，由土茯苓、萆薢、车前子、泽泻、大豆黄、薏苡仁、板蓝根、赤芍八味药物组成。此方为除湿解毒、活血化瘀之方，再加茵陈蒿汤以加强清热解毒之力，对于湿热瘀毒导致的粉刺效果较好。本方加木瓜、葛根之功效，借助了现代的医学观点，有雌激素样作用，诸药合用，故能取效。当然一方不能治百病，它有其适应证，也有其禁忌证，故治疗粉刺，笔者还选用枇杷清肺饮、丹栀逍遥散、五味消毒饮、当归补血汤、半夏泻心汤等方剂治疗，临证之时一定要辨证准确，方为不误。

对于额头粉刺，或见于两颊者，皮损以红色丘疹为主，或有脓点，舌质红，舌苔薄黄，脉弦数者，治疗选用枇杷清肺饮合五味消毒饮加减治疗。处方：枇杷叶10克，桑白皮15克，党参10克，黄连6克，黄芩10克，甘草6克，金银花15克，蒲公英15克，紫花地丁15克，山楂30克，丹参30克，白花蛇舌草30克。

病案

余某，女，22岁，汉族，未婚。两侧面颊部、口周红色丘疹伴脓点1个多月，伴睡眠欠佳。舌质红，舌苔薄黄，脉弦细数。前医以清热解毒、祛风凉血之剂治疗，服用1周后症状无改善。

拟：枇杷清肺饮加减。

处方：枇杷叶15克，桑白皮15克，黄芩10克，黄连8克，丹参30克，党参10克，甘草10克，金银花15克，紫花地丁15克，赤芍20克，皂角刺15克，山楂30克，白花蛇舌草30克，夜交藤30克。

患者服用 1 周，上述症状好转，未再发新的丘疹，嘱继续服用前方月余而愈。

对于面部散在红色丘疹、脓点、紫褐色结节等皮损，舌质淡，舌苔薄或微腻者，笔者多用当归补血汤合五味消毒饮加减治疗。处方：黄芪 30 克，当归 15 克，金银花 15 克，蒲公英 20 克，紫花地丁 15 克，石膏 20 克，赤芍 20 克，茯苓 15 克，丹参 20 克，浙贝母 15 克，皂角刺 15 克，甘草 6 克。

病案

郭某，男，23 岁，未婚。面部散在红色丘疹、硬结 1 个月，伴少许脓点，睡眠欠佳，大便不成形，舌质淡红，舌边齿痕，舌苔薄白，此为粉刺。

处方：黄芪 30 克，当归 15 克，金银花 15 克，连翘 15 克，蒲公英 15 克，紫花地丁 15 克，党参 10 克，白术 15 克，薏苡仁 30 克，浙贝母 15 克，皂角刺 15 克，赤芍 20 克，远志 10 克，甘草 6 克。

患者服药 1 周后，未再发新的丘疹，睡眠稍有好转，便溏。上方去连翘、白术，加夏枯草 15 克，茯苓 20 克，服药 3 周，丘疹脓点基本痊愈，睡眠好转，唯有面部紫褐色结节，大便时有稀溏。

若女性青年见面部粉刺，与经期有关者，笔者多选用丹栀逍遥散加减治疗。处方：牡丹皮 10 克，栀子 10 克，柴胡 10 克，当归 15 克，赤芍 20 克，白术 10 克，茯苓 15 克，甘草 6 克，金银花 15 克，蒲公英 20 克，紫花地丁 15 克，丹参 20 克。

病案

姚某，女，汉族。面部散在红色丘疹，以面颊及鼻部周围为主，每次来月经前几天，皮损复发或加重，间断服药治疗，时有效时无效，此次月经将至，面部皮损有复发之现象，遂来就诊。舌质红，舌苔薄黄，脉弦细，伴情绪容易激动。

拟：丹栀逍遥散加减。

处方：牡丹皮 10 克，栀子 10 克，柴胡 10 克，当归 15 克，赤芍 20 克，白术 10 克，茯苓 15 克，甘草 6 克，金银花 15 克，蒲公英 20 克，紫花地丁 15 克，丹参 20 克。

治疗月余，诸症消失，第 2 次来月经前，粉刺未再发作。

治疗粉刺，应嘱患者严禁用手挤压粉刺；少食辛辣、油腻，少熬夜；经常用硫磺皂洗脸；多吃蔬菜水果，保持大便通畅；适当应用颠倒散外搽，取效更捷。

皮肤疾病，经验用方效亦良

病案

某男，46 岁，藏族，已婚。间断头面部红斑、瘙痒 4 年。患者近 4 年来常在遇热后（太阳照射、热水刺激）出现头面部红斑、瘙痒、皮纹增粗，伴有局部鳞屑、大便干燥、溲黄。曾间断服药治疗，好转不明显，今来笔者处诊治。舌质红，舌苔薄黄，脉濡数。

拟：消风散加味治疗。

处方：荆芥 10 克，防风 10 克，蝉蜕 10 克，苦参 10 克，苍术 10 克，石膏 30 克，知母 10 克，当归 10 克，地黄 15 克，白鲜皮 15 克，金银花 15 克，赤芍 15 克，牡丹皮 10 克，全蝎 6 克，蜈蚣 2 条，甘草 6 克。

服药 7 天，上述症状无好转，细思朱进忠先生的丹参银翘饮，本方养血润燥祛风。原处方：丹参 15 克，银花 10 克，连翘 10 克，当归 10 克，白芍 10 克，川芎 6 克，薄荷 3 克。在此方基础上笔者稍作加减运用。

处方：丹参 20 克，金银花 15 克，连翘 15 克，薄荷 10 克，地黄 30 克，当归 15 克，川芎 10 克，赤芍 15 克，玄参 15 克，牡丹皮 15 克，白鲜皮 20 克，地肤子 20 克，白蒺藜 20 克。

患者服药 1 周，面部皮损好转，遇热后瘙痒减轻，红斑较前好转，继续以此方治疗月余，面部皮肤完全恢复正常。

诸多皮肤病在诊断不明确的情况下，我们运用中医辨证进行准确的辨证选方，效果是很好的。此患者红斑、瘙痒，遇热加重，伴局部皮纹增粗、鳞屑、大便干燥、溲黄等一派血虚风燥的表现，故选用朱老的丹参银翘饮养血滋阴润燥，加薄荷、蒺藜祛风止痒，方药对证，效果颇佳。

🏵 病案

某女，41 岁，汉族，已婚。患者上半身风团、瘙痒 3 年余。有乙肝小三阳病史，未予治疗，肝功能正常，亦无不适症状。此次来诊诉上半身皮肤散在红斑、风团、瘙痒，发作不定时，经中西医多处治疗，效果不好。在他处治疗用药的情况不详。舌质淡，舌边齿痕，舌苔薄，脉沉细无力。来诊时上半身可见散在红斑、抓痕，瘙痒较甚，细问，伴随有睡眠欠佳，月经量少，颜色正常。无头晕乏力、心悸等不适。

笔者用常规之法治疗 3 周，乏效，不外给予养血补血之当归饮子加味，或用麻黄桂枝各半汤治疗，不见效，心中甚感不安，此是辨证不准，还是选方错误，故笔者翻阅了《中医外科学》《周仲瑛实用中医内科学》的相关论述，多主张应用当归饮子治疗，但此方已经用过而不见效果，另外查找相关网站论述的个人经验，提到用八珍汤一类的方剂治疗，皆为理论上的处方。思考良久，忆及《朱仁康临床经验集——皮肤外科》一书中，朱仁康先生的止痒熄风汤，此方养血润燥、熄风止痒。用于治疗皮肤瘙痒症、阴囊瘙痒症、女阴瘙痒症等。

处方：地黄 30 克，当归 20 克，牡丹皮 10 克，玄参 10 克，白蒺藜 30 克，龙骨 45 克，牡蛎 45 克，白鲜皮 20 克，地肤子 20 克，蛇床子 15 克，赤芍 15 克，全蝎 8 克，蜈蚣 2 条，炙甘草 6 克。

上方 3 剂，6 天的量，每日 3 次，每次 200 毫升。患者复诊诉，瘙痒明显减轻，红斑发作的次数减少。遂以上方治疗月余，3 年的顽疾得愈，后再以归脾汤治疗不寐、月经量少等症状。

方中地黄、玄参、当归养血滋阴润燥；牡丹皮、赤芍凉血；白蒺藜、龙骨、牡蛎息风止痒，其中对于息风止痒的药物，笔者更加了白鲜皮、地肤子、蛇床子、全蝎、蜈蚣，以加强息风止痒之功。后面的药物亦是笔者治疗瘙痒性皮肤疾病常用的药物。

❀ 病案 ❀

某男，28 岁，藏族。患者 4 天前出现头痛，恶心，伴腹胀，口干乏力，纳差，门诊给予查血常规、血糖、电解质以及腹部 B 超检查，白细胞 $10.14×10^9/L$，C反应蛋白 32.5mg/dl，因诊断不明确，给予头孢克肟胶囊服用，症状无好转，又来门诊外科诊治，给予青霉素、替硝唑输液治疗 3 天，症状仍无好转。来中医科门诊治疗时，诉仍有头痛，左下肢胫骨前红肿疼痛，红斑大小约 3cm×4cm，局部压痛，无外伤史。舌质淡红，舌苔黄腻，脉滑数。诊断：下肢丹毒。

拟：龙胆泻肝汤合四妙散、五味消毒饮加减。

处方：龙胆草 12 克，栀子 15 克，黄芩 15 克，柴胡 12 克，地黄 15 克，车前子 30 克，泽泻 15 克，木通 10 克，黄柏 12 克，怀牛膝 15 克，薏苡仁 20 克，乳香 10 克，没药 10 克，紫花地丁 15 克，紫背天葵 15 克，野菊花 15 克，蒲公英 15 克，金银花 15 克，甘草 10 克。

外用硫酸镁注射液 20 毫升外敷，每次 20 分钟，每日 1 次。患者服药治疗 3 天，肿痛明显好转，6 天后复诊，肿痛全消，唯有左下肢胫骨前皮肤轻微紫褐色，已无疼痛、压痛等不适，舌苔薄白，脉数。病愈停药。

丹毒在中医临床上较少见，因现在很多人选择西医治疗此病。此患者病位在下焦，从患者的症状、舌苔、脉象当为湿热下注，故选用龙胆泻肝汤、四妙散以及五味消毒饮清热利湿，加乳香、没药活血止痛，此方虽药味较多，但杂而不乱，故取效甚佳。

医生面对一个从来没有接触过的疾病时，会变得束手无策，无方可开吗？

其实不然，对于从来没有诊治的疾病，其实不是没有治疗经验，而是对此病的诊断不明确罢了，此时，我们可以根据患者的临床表现、舌苔脉象，综合分析病情，再辨别疾病的阴阳表里寒热虚实，确定具体证型后，即可选方用药。也就是说，在对病名诊断不明确的时候，我们先跳过辨病这个步骤，直接进入辨证选方用药这一步骤，只要辨证准确无误，选方恰如其分，用药丝丝入扣，自当效如桴鼓。

皮肤疾病，荆防败毒效益佳

荆防败毒散出自《摄生众妙方》，具有发汗解表、消疮止痛之功效，用于治疗疮疡初起，红肿疼痛，畏寒发热，无汗不渴，舌苔薄白，脉浮数等不适症状者。

病案

李某，男，39 岁，干部。患皮肤病，遍体生疮疖，终年此愈彼起，并患顽癣。于 1970 年春季就诊。视其疮疖，项部为多，顽癣则腰、腹部及大腿部丛生，粘连成片如掌大，时出黄水，奇痒难熬，久治不愈。岳老已给他用过内服、外搽的多种方药，迄无效果。诊其脉虽稍数而中露虚象，舌边有齿痕，因予人参败毒散作汤用。[①]

处方：党参 9 克，茯苓 9 克，甘草 6 克，枳壳 6 克，桔梗 4.5 克，柴胡 6 克，前胡 6 克，羌活 9 克，独活 6 克，川芎 6 克，薄荷 1.5 克，生姜 6 克。

嘱服数剂，半个月后复诊，察顽癣有收敛现象。嘱再服半个月后，察大腿部顽癣皮脱落，露出鲜红嫩肉，腰腹部者脓汁亦减少。因令患者长期

---

① 摘自《岳美中医案集》

服用，3个月后，只腰部之癣疾未愈，而频年惯发之疮疖从未发生。1972年冬季追询，腰部顽癣仍存在，而疮疖则终未再发。

病案

某女，22岁，藏族，未婚。额头及面颊部淡紫色丘疹2个月余，无瘙痒、疼痛，摸之碍手。察舌质淡，舌苔薄，脉弦细。诊断为扁平疣。初以柴胡桂枝汤加薏苡仁治疗，再以枇杷叶20克，桑白皮15克，香附10克，浮萍10克，薏苡仁45克，白鲜皮15克，荆芥10克，木贼10克，牛蒡子10克，益母草20克。治疗月余，上述症状无好转。细思患者舌质淡，舌苔薄，当为风寒所致。

拟：荆防败毒散加味。

处方：荆芥10克，防风10克，柴胡10克，前胡10克，枳壳10克，桔梗10克，茯苓10克，川芎10克，羌活10克，独活10克，苍术30克，薏苡仁30克，黄芪20克，炙甘草6克。

患者服药2周，疣体消退变淡，再服2周，病愈。

运用荆防败毒散治疗扁平疣，笔者是参考1998年罗齐民等在《新疆中医药》的一篇文章，文中以人参败毒散去人参，加荆芥、防风、苍术，每日1剂，水煎服，治疗扁平疣45例。7天为1个疗程，服药期间忌食鱼虾和辛辣食物。结果：服药1个疗程痊愈（症状、体征消失，随访11年无复发）7人；服药2个疗程痊愈26人；服药3个疗程12人，痊愈8人，无效（治疗前后症状、体征无改变）4人，治愈率为91.1%。

病案

某男性青年，藏族。双下肢红色丘疹、瘙痒3年。患者近半年来，双下肢经常出现红色丘疹，伴有瘙痒，瘙痒严重时有少许渗出，遇热症状加重，曾服西药治疗，症状时好时坏，丘疹此起彼伏，不能痊愈，遂求中医治疗。察舌质红，舌苔薄黄，脉沉数。

拟：荆防败毒散合四妙散加减。

处方：荆芥 10 克，防风 10 克，柴胡 10 克，前胡 10 克，枳壳 10 克，桔梗 10 克，川芎 10 克，羌活 10 克，独活 10 克，黄柏 15 克，苍术 15 克，怀牛膝 15 克，薏苡仁 20 克，土茯苓 30 克，连翘 15 克，白鲜皮 15 克，地肤子 15 克，全蝎 6 克，蜈蚣 2 条，炙甘草 6 克，苦参 10 克，薄荷 10 克。

患者服药 1 周后复诊，诉双下肢皮疹明显好转，继续以上方治疗 4 周，其病得愈。

连翘败毒散见于《医方集解》，即人参败毒散去人参，加金银花、连翘而成，治疗疮疡初起、热毒为患者。李可先生说："湿疹病，可用连翘败毒散合三妙散，重用土茯苓、白鲜皮（可清湿热，疗死肌）、苦参，升散化湿、清解内毒，经治数百例患者，少则 3 剂，多则 5 剂即愈，重症加虫类药（全虫、蜈蚣、乌蛇）入络搜风解毒，止痒特效。"

除治疗上述皮肤疾病之外，笔者用此方治疗风寒感冒、咳嗽，特别是小儿的感冒、咳嗽，效果亦好。

临床心得，麻黄附子细辛汤

麻黄附子细辛汤合四君子汤、肾四味

《伤寒论》载"少阴病，始得之，反发热，脉沉者，麻黄附子细辛汤主之""少阴之为病，脉微细，但欲寐也"。从这两条原文来看，麻黄附子细辛汤的适应证为精神萎靡不振、头脑不清者。同时见到脉沉微细，即脉象沉细无力，此为阳气不足、精气俱衰、心神失养的表现。而四君子汤，《医方集解》中载"四君子汤治一切阳虚气弱，脾衰肺损，饮食少思，体瘦面黄，皮聚毛落，脉来细软"。肾四味为近代名医李可先生的经验方，张存悌先生在《霹雳大医李可》一书中写道："四药入肝肾，药性和平，温而不燥，润而不腻。益肾精，鼓肾气，温阳无桂附之弊，滋阴无熟地之弊。阴中有阳，阳中有阴，

合乎景岳公'善补阳者，须从阴中求阳，则阳得阴助而源泉不竭；善补阴者，须从阳中求阴，则阴得阳升，而生化无穷'之妙。笔者凡遇下元亏损，肾阳虚未至手足厥逆，肾阴亏未至舌光无苔，而属肾气、肾精不足之症，凡有腰困如折，不能挺直，甚则腰弯如虾状，头目昏眩，记忆衰退，体虚感冒，阳痿遗精，小儿遗尿，老人小便余沥，夜尿频多，足膝酸软，肾不纳气（加胡桃肉与补骨脂为青蛾丸）久病及肾等症，万病不治，求之于肾，用之效若桴鼓。贫穷患者可代价昂之鹿茸。上四味合盐巴戟肉、盐杜仲、骨碎补、川断、仙茅、沙苑子为'肾十味'，对男女不育、骨质增生、老年前列腺退化性病变、更年期综合征等，随症选用，疗效满意。"

以上三方合用，治疗脾肾虚寒导致的乏力、嗜睡，午后尤为明显者；腰酸困不适，腿酸软乏力，尤以房事后症状为明显者。伴畏寒、手足冰冷、便溏、性功能减退、早泄、阴囊冰凉，或见月经量少等症状者；舌质淡或淡红，或见舌质红，舌边齿痕，舌苔薄白者，其脉必见沉细无力。

处方：麻黄 10 克，附子 30 克（先煎煮 1 小时），细辛 6 克，党参 15 克，白术 15 克，茯苓 15 克，淫羊藿 30 克，菟丝子 15 克，枸杞子 15 克，补骨脂 15 克，桂枝 15 克，生姜 30 克，炙甘草 6 克。腰酸痛明显者加杜仲 15 克，巴戟天 15 克；湿邪明显者加藿香 15 克，佩兰 15 克。

◉病案

某男，藏族，38 岁，已婚。诉经常犯困伴腰酸不适 3 个月。患者体型稍胖，近 3 个月来无诱因的出现腰部酸困不适，伴疲倦，中午必须午睡方觉舒适，否则下午没有精神，便溏，粘马桶，舌质红，舌边齿痕，舌苔薄，脉沉。

此患者表现为脾肾阳虚，予上方治疗月余，上述症状消失。

◉病案

某男，汉族，42 岁，已婚。主诉同房后腰酸腿软半年余。患者近半年常在夫妻同房后出现腰酸痛，伴双下肢酸软无力，且晨勃较少，阴囊冰冷，午后乏力，便溏，舌边齿痕，舌质红，舌苔薄白，脉沉弦。

予上方治疗 1 周，症状得到改善，服药 3 周，诸症若失。

◉ 病案

某男，藏族，47 岁，已婚。主诉右侧腰痛伴尿频半年。患者近半年常在受凉后出现右侧腰痛，伴尿频，且自觉腰部发凉，无右下肢发麻，无尿急、尿痛等不适，舌质淡红，舌边齿痕，舌苔薄，脉沉。

拟：麻黄附子细辛汤合四君子汤、肾四味加减。

处方：麻黄 10 克，附子 20 克，细辛 6 克，党参 15 克，白术 12 克，茯苓 15 克，淫羊藿 30 克，补骨脂 30 克，菟丝子 30 克，枸杞子 30 克，巴戟天 15 克，桂枝 15 克，覆盆子 15 克，生姜 30 克。4 剂。

患者服药 1 周后，腰痛、尿频症状好转，继续服药月余而愈。

◉ 病案

施某，男，21 岁。1978 年 3 月 18 日初诊。神倦嗜睡 10 个多月。头晕头涨，精神不振，常有消沉感。每日早晨昏睡不起，呼之不易醒。昨天睡到中午才醒，曾遗尿于床上。先后服用过养心、安神、开窍，活血等方药，效用不显。查血压 110/80 毫米汞柱，脉象小缓，舌质胖、苔薄。《伤寒论》少阴病有"但欲寐"一候，从心阳不振论治。[1]

拟：麻黄附子细辛汤。

处方：麻黄 3 克，附子 3 克，细辛 2 克，炙甘草 3 克，仙鹤草 30 克。5 剂。

二诊：3 月 23 日。近日早晨易醒，自觉头脑比以前清爽，中午精神振作。治已中的，原方续服 4 剂，显效。

这则病例，与少阴病之提纲"少阴之为病，脉微细，但欲寐也"，正好吻合，再取仙鹤草补虚壮体，仙鹤草有益气补虚之功效，用于治疗脱力、神疲，故有"脱力草"之称。临床凡遇到有气虚之象的各种病证皆可大量运用，故本方用之效果颇佳。干祖望先生把仙鹤草、仙茅、仙灵脾三味药称为三仙汤，

---

[1] 摘自《上海中医药杂志》

临床用于治疗神疲倦怠者，效果很好。笔者常将三仙汤与葛根汤合用，效果很好，如下列病例。

病案

某青年，28 岁。诉颈肩部酸痛伴乏力不适半年余就诊，患者近半年常感颈肩部酸痛不适，久坐或用电脑较久则症状加重，在某养生馆进行按摩等保健疗法，效果甚微，遂来笔者处诊治。细问诊，患者伴有睡眠欠佳，腰部酸困不适。察舌质红，舌边稍有齿痕，舌苔薄，脉沉濡。

拟：葛根汤合三仙汤加味。

处方：葛根 30 克，麻黄 10 克，桂枝 15 克，白芍 15 克，生姜 15 克，大枣 15 克，炙甘草 6 克，仙茅 15 克，仙灵脾 15 克，仙鹤草 30 克，党参 15 克，黄芪 30 克，茯苓 15 克。

患者服药 1 周后复诊，颈部酸困不适明显好转，后继续以上方加减治疗 1 个月，诸症得愈。

对于本方中附子的使用，笔者常用江油附子（大者为佳），先煎煮 1 小时，然后再与其他药物一起煎煮，临床上几乎没有发生副作用，且效果很好。

麻黄附子细辛汤合当归四逆汤

《伤寒论》载："手足厥寒，脉细欲绝者，当归四逆汤主之。"《医宗金鉴》载："此方取桂枝汤君以当归者，厥阴主肝为血室也；佐细辛味极辛，能达三阴，外温经而内温脏；通草其性极通，善开关节，内通窍而外通营；倍加大枣，即建中加饴用甘之法；减去生姜，恐辛过甚而迅散也。"

麻黄附子细辛汤合当归四逆汤，治疗风寒湿痹挟有瘀血者，临床见多关节疼痛，肢体发凉，或遇寒冷后疼痛加重，舌质淡红或见舌质淡，舌边可见瘀点，脉沉涩。其辨证选方要点是必须要有风寒湿瘀为致病点，此点至关重要。

处方：麻黄 12 克，附子 30 克，细辛 8 克，当归 20 克，桂枝 15 克，木通 10 克，大枣 15 克，赤芍 15 克，独活 15 克，羌活 15 克，威灵仙 15 克，全蝎 8 克，蜈蚣 2 条，乌梢蛇 15 克，豨莶草 15 克，丹参 20 克，鸡血藤 20 克，生姜 30 克，炙甘草 10 克，穿山龙 30 克，徐长卿 15 克。

病案

某女，45 岁，汉族，已婚。腰痛伴臀部肌肉疼痛 3 年余，患者近 3 年常感腰部及臀部肌肉疼痛，入冬或受凉后疼痛加重，自觉臀部肌肉麻木冰冷，如坐在水中，经常服用独活寄生汤加减治疗，有小效，且寒冷始终不除。电话问及笔者，舌苔脉象无法采集。

拟：麻黄附子细辛汤合当归四逆汤加减。

处方：麻黄 12 克，附子 15 克，细辛 8 克，当归 20 克，桂枝 15 克，木通 10 克，大枣 15 克，赤芍 15 克，杜仲 20 克，桑寄生 20 克，怀牛膝 15 克，干姜 15 克。

服药 7 剂，2 周服完，其症若失。随访 3 个月，未见复发。

麻黄附子细辛汤合肾着汤

《金匮要略·五脏风寒积聚病脉证并治第十一》载："肾着之病，其人身体重，腰中冷，如坐水中，形如水状，反不渴，小便自利，饮食如故，病属下焦，身劳汗出，衣里冷湿，久久得之，腰以下冷痛，腰重如带五千钱，甘草干姜茯苓白术汤主之。"《医宗金鉴》载："肾著者，谓肾为寒湿所伤，著而不行之为病也。肾受寒湿，故体重腰冷，如坐水中。虽形如水肿之状，反不渴而小便自利，非水也，乃湿也。饮食如故，以病属下焦肾，而不属中焦脾故也……以甘姜苓术汤补土以制水，散寒以渗湿也。"笔者以麻黄附子细辛汤合肾着汤运用于临床，其辨证要点为寒湿二字。处方：麻黄 10 克，附子 15 克，细辛 8 克，茯苓 30 克，苍术 15 克，干姜 15 克，炙甘草 8 克，杜仲 15 克，怀牛膝 15 克，桑寄生 15 克，狗脊 30 克，补骨脂 15 克，续断 15 克，桂枝 15 克。

二方合用，治疗腰部冷痛重着，转侧不利，逐渐加重，每遇阴雨天或腰部感寒后加剧，痛处喜温，得热则减，舌质淡，舌边多见齿痕，苔白腻而润，脉沉紧或沉迟。

病案

某男性藏族青年，主诉腰酸痛不适伴腰部发凉年余。近1年来常感腰部酸痛不适，劳累后加重，并感腰部发凉，偶感乏力便溏。察舌质淡，舌苔薄，脉沉细无力。

拟：麻黄附子细辛汤合肾着汤。

处方：麻黄10克，附子30克，细辛8克，茯苓30克，苍术15克，干姜15克，炙甘草8克，杜仲15克，怀牛膝15克，桑寄生15克，狗脊30克，补骨脂15克，续断15克，桂枝15克。

患者服用上方月余，诸症消失。

笔者以此方治疗众多腰痛患者，临床以40岁左右男性患者多见，症状见腰部酸痛，不耐劳作，伴腰部发凉，且多伴阳痿早泄。此类患者用之效果非常好。

此方与麻黄附子细辛汤合四君子汤、肾四味皆可治疗腰痛，但本方主要用于治疗寒湿导致的腰腿疼痛不适，其治疗主要在于肾。其他方则用于治疗脾肾阳虚导致的腰痛不适，以胃肠道反应和肾阳虚为主要症状。

麻黄附子细辛汤合苍耳子散

过敏性鼻炎，中医称为鼻鼽，指由于脏腑虚损、卫表不固所致的，以突发和反复发作的鼻痒、喷嚏、流清涕、鼻塞等为主要特征的鼻部疾病。笔者早几年运用玉屏风散合苍耳子散加减治疗，效果甚微，或有效但见效较慢，经反复思考，不断研习《伤寒论》后，总结了一些经验，运用于临床效果颇佳，现分享给同仁。

在过敏性鼻炎初期，临床见鼻塞流清涕，喷嚏频繁，眼睛、鼻腔发痒，畏寒发热症状较为轻微，伴有轻微咳嗽，舌苔薄白，脉浮。拟麻黄汤合苍耳子散加减治疗。处方：麻黄 10 克，桂枝 10 克，杏仁 10 克，炙甘草 8 克，苍耳子 10 克，辛夷 10 克，白芷 15 克，荆芥 10 克。

临床见患者上述症状依旧，并伴有咳嗽，咳白色泡沫痰，喘息，则用小青龙汤合苍耳子散加减治疗。处方：麻黄 10 克，桂枝 10 克，干姜 10 克，细辛 8 克，五味子 10 克，白芍 10 克，半夏 15 克，苍耳子 10 克，辛夷 10 克，白芷 15 克，荆芥 10 克，炙甘草 6 克。

临床见患者过敏性鼻炎症状反复发作，则用麻黄附子细辛汤合苍耳子散加减治疗。处方：麻黄 10 克，附子 15 克，细辛 6 克，苍耳子 10 克，辛夷 10 克，白芷 15 克，川芎 15 克，徐长卿 15 克，白鲜皮 15 克。

◈ 病案 ◈

王某，男，38 岁，五里川人。2007 年 6 月 10 日诊。诉半年来经常感冒，在本镇医院治疗无效，特来求治。患者自诉阵发性鼻痒、流清涕，喷嚏，遇冷加重，鼻塞不闻香臭。平时畏寒乏力，精神不振。诊见患者体质清瘦，面色㿠白，舌淡苔薄白，脉沉细无力。诊断：过敏性鼻炎。辨证：素体阳虚，复感外邪，肺气不宣。治以温阳解表，宣通肺窍。①

拟：麻黄附子细辛汤合苍耳子散。

处方：麻黄 12 克，附子 15 克，细辛 12 克，苍耳子 15 克，辛夷（研粉冲）18 克，白芷 15 克，薄荷 12 克，葱白 5 根，白鲜皮 15 克，徐长卿 15 克。3 剂，水煎服。

二诊：上方服完 3 剂，鼻窍通，喷嚏减，畏寒祛，精神振，诊脉虽沉而已有力。药已中病，上方加松节 30 克、黄芪 30 克、大枣 10 个，以益气固表，增强免疫力。3 剂，水煎服。

三诊：鼻塞、喷嚏已除，全身有力，面转红润。继用桂枝汤合玉屏风散加减以善后。

---

① 摘自《杏林发微》

按：本例"过敏性鼻炎"见鼻塞、喷嚏，遇冷加重，伴见畏寒怕冷，舌淡脉沉细。辨为素体阳虚，复感外邪，肺气不宣。方选麻附细辛汤温阳解表；苍耳子散宣通肺窍；徐长卿、白鲜皮祛风抗过敏。二诊加入松节、黄芪、大枣益气固表，增强免疫。由于方证对应，故获奇效。

王意以在《陕西中医函授》中关于"麻黄附子细辛汤的临床运用体会"进行了总结，归纳为六个方面：腰背酸痛、冷痛；畏寒怕冷，四肢不温；恶寒发热、寒多热少；患处局部有冷感；舌质淡胖嫩，多有齿痕，苔白或水滑；脉沉或沉迟而弱。并认为这六条脉症不必悉具，但见其中 2 ~ 3 个症状即可构成运用本方的基本条件。

临床心得，四逆汤临床运用

四逆汤合四妙散加减

四逆汤由生附子、干姜、炙甘草组成，《伤寒论》载："少阴病，脉沉者，急温之，宜四逆汤。"本方温中祛寒，回阳救逆，用于阳虚欲脱，冷汗自出，四肢厥逆，下利清谷，脉微欲绝等诸症。而四妙散见于《成方便读》，由黄柏、苍术、怀牛膝、薏苡仁组成，本方清热利湿，舒筋壮骨，用于治疗湿热下注所致的两足麻木、痿软、肿痛等症。此二方合用，寒温并施，为治疗寒热错杂、湿邪闭阻经络导致的关节疼痛的常用处方。

处方：附子 20 克，干姜 15 克，炙甘草 15 克，黄柏 20 克，苍术 20 克，怀牛膝 15 克，薏苡仁 30 克，穿山龙 20 克，徐长卿 15 克，车前子 20 克，独活 10 克，木瓜 15 克，威灵仙 15 克，豨莶草 15 克，泽泻 15 克，骨碎补 15 克，蜈蚣 2 条，全蝎 6 克。

四逆汤虽为回阳救逆的主方，笔者此处取四逆汤中的附子，将附子的剂量较原方的剂量减少，取其温阳散寒止痛之功，四妙散清热利湿，舒筋壮骨，多用于湿阻肌肉导致的麻木、筋脉不利。再用穿山龙、徐长卿、豨莶草、独活、木瓜、骨碎补、威灵仙以祛风除湿利关节；车前子、泽泻加强除湿之功；再以全蝎、蜈蚣搜风入络，前人有"风邪深入骨骱，如油入面，非用虫类搜剔不克为功"。此方寒温并用，散寒除湿，利关节，临床用于治疗肢体关节疼痛，局部见发凉或发热，或关节肿大疼痛，疼痛反复发作，舌质红或紫暗，舌苔多见黄，微腻，脉沉滑。如现代医学的风湿性关节炎、类风湿关节炎、痛风、骨性关节炎等疾病。

（病案）

某男，44 岁，汉族。右足趾关节红肿疼痛 3 天来诊。患者 3 天前因过食动物内脏后出现右足趾关节红肿疼痛，行走时疼痛较甚，触摸局部皮肤发热，伴腰部疼痛（素有腰椎间盘突出症病史），自服药物后疼痛无好转，遂来门诊就诊。察患者体型偏胖，口唇发绀，舌质紫暗，舌苔黄、微腻，脉沉。

处方：附子 15 克，干姜 15 克，炙甘草 10 克，黄柏 20 克，苍术 20 克，怀牛膝 15 克，薏苡仁 30 克，穿山龙 20 克，徐长卿 15 克，车前子 20 克，独活 10 克，木瓜 15 克，威灵仙 15 克，豨莶草 15 克，泽泻 15 克，骨碎补 15 克，蜈蚣 2 条，全蝎 6 克。

开药 3 剂，每剂药服 2 天，每日 3 次。其中附子先煎煮 1 小时，其他的药在煮附子的同时浸泡 1 小时，然后再与附子煎煮，煮开后改为小火煎煮 40 分钟，煎煮好的药汁倒出来，再加水煎煮，将两次煎煮好的药汁混合在一起，每次服用 200 毫升。患者服药后腰痛、足趾疼痛消失。

（病案）

顾某，女，41 岁，汉族，已婚。右下肢冷痛不适 1 年余。患者 1 年前右下肢曾有外伤史，已治愈。之后常感右下肢冷痛不适，犹如浸入冰水中，伴腰部疼痛，偶感后背部畏寒，曾服药无好转，遂来笔者处诊治。察舌质淡，舌苔黄微腻，脉沉滑。

拟：四逆汤合四妙散加减。

处方：附子20克，干姜15克，炙甘草15克，苍术15克，黄柏20克，怀牛膝15克，薏苡仁30克，车前子20克，泽泻15克，骨碎补15克，威灵仙10克，木瓜15克，独活10克，穿山龙30克，豨莶草15克，全蝎6克，蜈蚣2条。

患者服药1周，复诊时诉冷痛症状稍有好转，舌苔、脉象无改变，继续以上方加桂枝15克治疗2个月余，诸症得愈。

（●病案）

马某，男，36岁，回族，已婚。间断腰痛3个月。患者近3个月前因一次高强度体力劳动后出现腰痛，当时未予重视，腰痛间断发作，常在劳累后加重，间断服用止痛片，腰痛可以好转，近期疼痛有加重之势，遂来笔者处就诊。在门诊做腰椎间盘CT提示，$L_5 \sim S_1$ 椎间盘突出（中央型）。察舌质淡红，舌苔薄黄，脉沉细。

拟：四逆汤合四妙散加味。

处方：附子15克，干姜15克，炙甘草12克，苍术15克，黄柏10克，怀牛膝15克，薏苡仁30克，威灵仙10克，木瓜20克，骨碎补15克，车前子15克，泽泻15克，独活10克，全蝎6克，蜈蚣2条，穿山龙30克，徐长卿15克，豨莶草15克。

患者服药后1周，腰痛症状明显好转，偶在劳累后腰痛稍有发作，但疼痛程度较轻，不劳作几乎不疼痛，遂拟上方继续治疗月余，其症若失。

此方为笔者治疗痹证的常用处方，临床用于治疗以寒湿热夹杂而导致的关节疼痛，或见冷痛，亦可见关节红肿热痛，且疼痛以下肢关节疼痛为主，舌质红，或见舌质淡红，舌苔黄，微腻，或舌苔薄白，脉沉者。

四逆汤合当归四逆汤加减

本方与麻黄附子细辛汤合当归四逆汤，有异曲同工之妙。皆用于治疗风寒湿兼有瘀血痹症，四逆汤合当归四逆汤用于治疗寒瘀为主者，而麻黄附子细辛汤合当归四逆汤，主要用于治疗风寒湿兼有瘀血者，二方有一定的区别。

处方：当归 20 克，桂枝 15 克，白芍 30 克，木通 10 克，大枣 15 克，细辛 6 克，炙甘草 15 克，附子 20 克，生姜 30 克，木瓜 20 克，怀牛膝 15 克，独活 10 克，威灵仙 10 克，穿山龙 30 克，徐长卿 15 克，豨莶草 15 克，全蝎 6 克，蜈蚣 2 条。

病案

某女，62 岁，藏族，已婚，西藏乃东县人。双膝关节疼痛 3 年余。患者近 3 年来常感双膝关节疼痛，遇冷或天气变化时疼痛加重，走路时几乎成鸭步，间断服用西药以及中成药治疗，效果时好时坏。察舌质淡，舌苔薄，脉沉细无力。

拟：四逆汤合当归四逆汤加减。

处方：当归 20 克，桂枝 15 克，白芍 30 克，木通 10 克，大枣 15 克，细辛 6 克，炙甘草 15 克，附子 20 克，木瓜 20 克，怀牛膝 15 克，独活 10 克，威灵仙 10 克，穿山龙 30 克，徐长卿 15 克，豨莶草 15 克，全蝎 6 克，蜈蚣 2 条。

患者服药 1 周，疼痛明显好转，其老伴也患关节疼痛，服用此汤药后效果非常明显。后患者间断服用本方半年余，关节疼痛明显好转，远期疗效较好。

病案

某男，35 岁，藏族。冬天因醉后卧睡于雪地，家人发现后及时送往医院，发现双下肢已经冻坏，当时区人民医院建议截肢，患者家属坚决不同意，经保守治疗后双下肢逐渐好转。来笔者处诊治时已经是半年后了，患者始终感觉左下肢胫骨外侧疼痛、麻木不适，局部皮肤颜色略显紫色，无压痛，舌质淡红，舌苔薄白，脉沉细。

拟四逆汤合当归四逆汤加减治疗月余，诸症消失。

四逆汤合葛根汤治疗肩凝

肩凝，现代医学称为肩周炎，也称"五十肩"，本病的好发年龄在 50 岁左右，女性发病率略高于男性，多见于体力劳动者。表现为起初肩部呈阵发性疼痛，多数为慢性发作，以后疼痛逐渐加剧或钝痛，或刀割样痛，且呈持续性，气候变化或劳累后常使疼痛加重，疼痛可向颈项及上肢（特别是肘部）扩散，当肩部偶然受到碰撞或牵拉时，常可引起撕裂样剧痛，肩痛昼轻夜重为本病一大特点，若因受寒而致痛者，则对气候变化特别敏感。肩关节活动受限，肩部怕冷，不少患者终年用棉垫包肩，即使在夏天，肩部也不敢吹风。

肩周炎患者多发于 50 岁左右，年过半百，肾阳逐渐亏虚，阳气虚，寒气容易侵袭肌肤关节，痹阻肩部经络而出现肩关节疼痛，夜间寒气较甚，故疼痛加重，寒气甚则有局部怕冷的感觉，寒邪凝滞经脉，导致血液循环不畅，容易出现血瘀之象。因此，本病以肾阳虚为其本，寒凝血瘀为其标。笔者常用四逆汤合葛根汤加味治疗，效果很好。

处方：葛根 30 克，麻黄 10 克，桂枝 15 克，白芍 20 克，生姜 15 克，大枣 15 克，炙甘草 6 克，附子 15 克，羌活 10 克，姜黄 10 克，川芎 10 克，苍耳子 10 克，淫羊藿 15 克，仙茅 15 克，菟丝子 15 克，威灵仙 15 克，全蝎 5 克，蜈蚣 2 条，丹参 20 克，鸡血藤 20 克，丝瓜络 10 克。

方中以葛根汤生津舒筋；加附子、羌活、姜黄、威灵仙、川芎、丹参、鸡血藤、蜈蚣、全蝎、丝瓜络以舒筋活络、祛风散寒止痛、活血化瘀；重点在于用菟丝子、淫羊藿、仙茅补肾阳，阳气得复，其病方易治愈。方中药味较多，但杂而不乱，有条不紊，不失为治疗肩凝的有效方剂。

◆ 病案 ◆

某女，藏族，54 岁。因左侧肩关节疼痛 3 年余就诊。患者近 3 年来无诱因出现左侧肩关节疼痛，夜间疼痛尤为明显，不能抬举梳头，间断服用英太青、万通筋骨片等药物治疗，症状虽有好转，但停药几天后上述症状又复发，听说笔者可以用中医治疗，于是抱着试一试的态度来就诊。察舌质淡红，舌边齿痕，舌苔薄白，脉沉细，易疲倦，大便稀溏，每日 1 次。拟上方加重附子、生姜的用量。

处方：葛根 30 克，麻黄 10 克，桂枝 15 克，白芍 20 克，生姜 30 克，大枣 15 克，炙甘草 6 克，附子（先煎煮 1 小时）30 克，羌活 10 克，姜黄 10 克，川芎 10 克，苍耳子 10 克，淫羊藿 15 克，仙茅 15 克，菟丝子 15 克，威灵仙 15 克，全蝎 5 克，蜈蚣 2 条，丹参 20 克，鸡血藤 20 克，丝瓜络 10 克。

开药 3 剂，每剂服用 2 天，每日服用 200 毫升，每日 2 次，患者服药 1 周，肩关节疼痛明显好转（患者自诉好转 70%），精神及便溏亦好转，继续服用上方治疗 6 周，疼痛消失，其余症状也相继痊愈。

四逆汤合封髓丹之潜阳封髓丹

封髓丹见于郑钦安《医理真传》一书，由"黄柏一两，砂仁七钱，炙甘草三钱"组成。郑氏对此方阐释如下：按封髓丹一方，乃纳气归肾之法，亦上、中、下并补之方也。夫黄柏味苦入心，禀天冬寒水之气而入肾，色黄而入脾，脾也者，调和水火之枢也，独此一味，三才之义已具。况西砂辛温，能纳五脏之气而归肾，甘草调和上下，又能伏火，真火伏藏，则人身之根蒂永固，故曰封髓。其中更有至妙者，黄柏之苦，合甘草之甘，苦甘能化阴。西砂之辛，合甘草之甘，辛甘能化阳。阴阳合化，交会中宫，则水火既济，而三才之道，其在斯矣。此一方不可轻视，余常亲身阅历，能治一切虚火上冲，牙疼、咳嗽、喘促、面肿、喉痹、耳肿、目赤、鼻塞、遗尿、滑精诸症，屡获奇效，实有出人意料，令人不解者。余仔细揣摸，而始知其制方之意，重在调和水火也，至平至常，至神至妙，余经试之，愿诸公亦试之。附七绝一首：阴云四合日光微，转瞬真龙便欲飞。识得方名封髓意，何忧大地不春归。《医宗金鉴》载："封髓丹治梦遗、失精及与鬼交。为固精之要药。"

吴佩衡先生在临床上将四逆汤、封髓丹这两个方剂结合起来使用，使四逆汤和封髓丹的临床应用得到了飞速发展，一个降虚火、一个温肾阳，使二方功效同时发挥了作用。

　　笔者运用此方亦宗云南名医吴佩衡先生的经验，吴佩衡先生之嫡孙，对于此方的运用多有发挥，以四逆汤合封髓丹加减。

　　处方：附子15克，干姜15克，炙甘草10克，黄柏15克，砂仁10克，骨碎补10克，细辛6克，龙骨30克，牡蛎30克，白术10克，紫石英20克，磁石20克，肉桂9克，龟板15克。

　　治疗头痛、头晕、口臭、口疮、咽炎、面部潮红、阳痿早泄、不寐、口干以及阴囊冰冷、腰膝酸软等症状均取得较好的疗效。临床需有上热下寒的症状，效果方才明显，以下案例以资说明。

病案

　　罗某，男，55岁，汉族，有大量吸烟史，每天吸烟20支。诉吸烟后即感咽喉部干痒不适，伴咽部有痰的感觉，欲戒烟又戒不了，闻及笔者有治疗咽炎的良方，遂来一试。患者体型消瘦，常有面部疖疮出现，舌质红，舌苔薄黄，脉细。

　　拟：潜阳封髓丹加减。

　　处方：附子（先煎煮1小时）30克，干姜15克，甘草15克，黄柏15克，砂仁10克，肉桂9克，桔梗20克，玄参20克，麦冬30克，射干15克，胖大海10克，木蝴蝶10克。3剂。

　　患者服药6天，上述症状消失并停药，后来只要上述症状发作，即服用此方3剂，症状即可消失。

病案

　　赵某，男，43岁，汉族，已婚。在高原工作20余年。此次就诊诉，左侧头痛伴左眼流泪半年余。左侧头痛呈阵发性，在洗脸或有意摸左侧头部时，即感左侧头部呈放电样疼痛，几秒钟后疼痛消失，曾在某医院诊断为三叉神经痛，服用卡马西平1片后症状即可缓解，伴口苦、口臭（就诊时患者说话即可闻到）、睡眠欠佳。察舌质红，舌苔薄黄，脉沉细。

拟：小柴胡汤加味。

处方：柴胡 24 克，黄芩 15 克，半夏 15 克，党参 10 克，大枣 10 克，生姜 15 克，炙甘草 6 克，牡丹皮 10 克，夏枯草 30 克，葛根 30 克，蜈蚣 2 条，栀子 15 克，白芍 30 克。3 剂。

开药 1 剂，服用 2 天，每日 2 次，1 周后复诊，左眼流泪稍后好转，其余症状如前，舌苔黄，微腻，脉沉细。细思肝经湿热较盛，予龙胆泻肝汤加味治疗 1 周，上述症状仍未改善。仔细询问病史，再结合患者的脉象，脉沉细，患者寡言少语，就诊时医生问一句，患者方回答一句，问及腰及下肢冷否，患者诉，腰及下肢发冷、酸痛，伴阴囊冰凉，性生活质量明显下降（阳痿早泄皆有），此症状为明显的上热下寒之症。

拟：潜阳封髓丹加减。

处方：附子 15 克，干姜 15 克，炙甘草 10 克，黄柏 30 克，砂仁 10 克，龟板 15 克，龙骨 30 克，牡蛎 30 克，肉桂 10 克，藿香 15 克，佩兰 15 克，淫羊藿 30 克，补骨脂 15 克，菟丝子 15 克，枸杞 15 克。

仍给予 3 剂，服药 1 周，患者诉头痛稍有好转，疼痛次数较前明显减少，口干口臭好转，下肢冰冷依旧，舌质红，舌苔薄黄，脉沉细，继以上方治疗 1 个月，患者头痛基本控制，不再服用卡马西平，口干口臭消失，下肢冰冷及阳痿早泄明显改善。继续服药 1 个月，诸症消失，其病得愈。

◈ 病案 ◈

张某，女，37 岁，汉族。诉失眠 3 个月。患者近 3 个月出现睡眠欠佳，伴口干，舌面有白色溃疡，轻微疼痛，舌质红，舌苔薄白，脉沉滑，初拟玉女煎加减治疗，服药 1 周后舌头上溃疡稍微好转，但仍有失眠，仔细询问病史，患者诉双下肢经常感觉不暖和，即使用热水泡脚后也不暖和，此为上热下寒之证。

拟：潜阳封髓丹加减。

处方：附子 15 克，干姜 15 克，炙甘草 12 克，黄柏 30 克，砂仁 10 克，龟板 15 克，细辛 6 克，龙骨 30 克，牡蛎 30 克，磁石 30 克，白术 10 克，骨碎补 10 克，肉桂 10 克，远志 10 克，首乌藤 30 克，五味子 10 克。

患者服药 1 周，睡眠明显好转，口干以及舌面部溃疡好转，自诉服药后身体特别舒适，并继续以上方治疗 1 周，其病得愈。

四逆汤合小青龙汤

咳嗽症状的发生多因感冒后咳嗽，很多患者经输液、雾化、服药等治疗后无好转，于是求治中医治疗者较多。对于这种咳嗽，笔者发现：临床多无表证；咳嗽以夜间或晨起为主，亦可见白天咳嗽；咳嗽，以干咳和咳白色泡沫痰为多，亦可见咳黄色黏痰；咳嗽前多有咽痒；咳嗽时间均较长，短者 1 周，时间久的可见数月。对于此种咳嗽，笔者临床多选用小青龙汤合止嗽散治疗。

处方：麻黄 10 克，桂枝 12 克，白芍 12 克，细辛 6 克，五味子 10 克，干姜 10 克，半夏 15 克，炙甘草 6 克，紫菀 10 克，百部 10 克，僵蚕 10 克，蝉蜕 10 克，桔梗 10 克，前胡 15 克，白前 10 克，浙贝母 10 克。

若伴有热象，痰多为黄色黏痰，舌苔多黄，脉数，临床多加黄芩 10 克，石膏 30 克。

对于陈寒导致的咳嗽，此类患者内有痰饮，外感风寒，相当于现代医学的慢性支气管炎、肺心病。咳嗽的症状有如下特点：患者有多年咳嗽、咳痰病史；患者多有大量吸烟史，亦有不吸烟患此病者；多见于中老年患者；咳嗽以受寒后、感冒后或进入冬季后复发或加重；常伴有喘息，口唇发紫，咳痰呈白色泡沫痰为多，舌质多见紫暗，指甲及指尖紫暗色。"陈寒"一词，多见于四川一带，指咳嗽经久不愈，症状如上述情况，于是人们就称此种咳嗽为陈寒所致。于是许多医生选用麻黄、桂枝、杏仁、半夏等治疗。笔者最初行医时，听到人们说陈寒咳嗽，察色按脉后多以桑菊饮为主，总觉得清热之品治疗感冒咳嗽容易理解，这种先入为主的用药思路，可能很大程度上是受西医抗炎药"等于"清热药思路的影响。

现在治疗这种咳嗽，笔者多选用小青龙汤合三子养亲汤加减治疗。

处方：麻黄 10 克，桂枝 12 克，白芍 12 克，细辛 6 克，五味子 10 克，干姜 10 克，半夏 15 克，炙甘草 6 克，紫菀 10 克，款冬花 10 克，苏子 10 克，白芥子 10 克，莱菔子 10 克，全蝎 6 克，浙贝母 10 克，附子 15 克。

此方治疗陈寒久咳、哮喘常年发作，有很好效果。此方为小青龙汤合三子养亲汤加味，方中妙在全蝎、浙贝母止咳化痰解痉；附子增强小青龙汤散寒蠲饮的作用，对于陈寒痼疾效果较好，有别于也有甚于补肺肾之品。

病案

某男，80 岁，藏族，已婚。患者咳嗽、咳痰 1 周。患者 10 天前因感冒后出现鼻塞流涕，轻微畏寒发热，服用西药后上述症状好转，后出现咳嗽，咳少量白色黏痰，以夜间或晨起咳嗽较为明显，伴胸闷气紧，期间服用头孢拉定胶囊、复方甘草片、咳特灵胶囊等药物治疗后无好转，遂求于中医治疗。患者精神尚可，舌质淡红，舌苔薄白，脉浮紧。

拟：小青龙汤加味。

处方：麻黄 10 克，桂枝 12 克，白芍 12 克，细辛 6 克，五味子 10 克，干姜 10 克，半夏 15 克，炙甘草 6 克，紫菀 10 克，款冬花 10 克，苏子 10 克，白芥子 10 克，莱菔子 10 克，全蝎 6 克，浙贝母 10 克。4 剂。

每日服药 2 次，7 天服完，咳嗽基本消失。患者复诊时诉素有腰腿疼痛病史，要求服用中药治疗，腰腿部以活动后疼痛加重，舌质淡红，舌苔薄，脉弦滑。拟独活寄生汤加附子、木瓜、威灵仙治疗。

病案

玉珍，女，47 岁，藏族。因间断干咳 1 个月，伴有口干。

拟：小青龙汤加味。

处方：麻黄 15 克，桂枝 30 克，白芍 30 克，细辛 6 克，半夏 15 克，五味子 10 克，炙甘草 30 克，干姜 30 克，紫菀 10 克，款冬花 10 克，浙贝母 10 克，全蝎 6 克，苏子 10 克，白芥子 10 克，莱菔子 10 克，黄芩 10 克，石膏 30 克。

患者服药 7 天，咳嗽痊愈。现月经量少，时间延后 5～6 天，体型肥胖，舌质淡，舌苔薄白。

拟：启宫散加减。

处方：半夏 15 克，茯苓 15 克，陈皮 10 克，苍术 15 克，白术 15 克，泽泻 15 克，当归 15 克，川芎 10 克，赤芍 15 克，香附 15 克，建曲 15 克，泽兰 15 克，益母草 30 克，川牛膝 15 克，炙甘草 6 克。

服药 1 周，月经如期而至，经量恢复正常。

◈ 病案 ◈

某男，66 岁，藏族。素有咳喘病史，此次发作 7 天。此次咳嗽，咳少量白色黏痰，伴喘息，舌质暗红，舌苔黄腻，脉浮滑。

拟：四逆汤合小青龙汤加减。

处方：附子 20 克，麻黄 15 克，桂枝 15 克，白芍 15 克，细辛 6 克，干姜 10 克，五味子 10 克，半夏 15 克，紫菀 10 克，款冬花 10 克，苏子 10 克，白芥子 10 克，莱菔子 10 克，全蝎 8 克，浙贝母 10 克，炙甘草 6 克，石膏 30 克。

服药 1 周，上述症状好转，继续服用 1 个月。患者服药后感冒减少，咳嗽少发。

对于本方中的一对反药，半夏与附子，在十八反中是不能一起运用的，笔者自学医后，亦视十八反为红色警戒线，不能逾越。《李可老中医急危重症疑难病经验专辑》一书在平素的用药观念、诊治疾病观念上有非常大的突破，第一是药物剂量之大，第二是反药的运用之频，第三是中医治疗急危重症之快，令笔者难以望其项背。对于反药的运用，在李老经验的基础上试探性地运用于临床，效果非常好，不容置疑。

四逆汤合补阳还五汤

补阳还五汤出自王清任先生的《医林改错》，书中载："此方治半身不遂，口眼歪斜，语言謇涩，口角流涎，大便干燥，小便频数，遗尿不禁。黄耆（生）

四两、归尾二钱、赤芍一钱半、地龙（去土）一钱、川芎一钱、桃仁一钱、红花一钱，水煎服。初得半身不遂，依本方加防风一钱，服四五剂后去之，如患者先有入耳之言，畏惧黄耆，只得迁就人情，用一、二两，以后渐加至四两，至微效时，日服两剂，岂不是八两？两剂服五六日，每日仍服一剂。如已病三两个月，前医遵古方用寒凉药过多，加附子四五钱。如用散风药过多，加党参四五钱，若未服，则不必加。此法虽良善之方，然病久气太亏，肩膀脱落二三指缝、胳膊屈而搬不直、脚孤拐骨向外倒，哑不能言一字，皆不能愈之症。虽不能愈，常服可保病不加重。若服此方愈后，药不可断，或隔三五日吃一付，或七八日吃一付，不吃恐将来得气厥之症，方内黄耆，不论何处所产，药力总是一样，皆可用。"这是王清任先生对于补阳还五汤的适应证、加减之法的详细论述，笔者曾读过原文很多次，对于运用此方有一些点滴经验，笔录于此。笔者以补阳还五汤与四逆汤合用。

处方：附子 20 克，干姜 15 克，炙甘草 15 克，黄芪 80 克，当归 15 克，川芎 10 克，赤芍 10 克，桃仁 10 克，红花 10 克，地龙 10 克，怀牛膝 15 克，白芥子 10 克，天南星 10 克，桂枝 15 克。

中风患者，多见于中老年人，《黄帝内经》载："人年四十而阴气自半，起居衰矣。"年老体弱，肾气亏虚，阳气不足，容易出现寒凝血瘀，又有气虚乃阳虚之始，阳虚乃气虚之渐。此二方合用，四逆汤温阳散寒、补阳还五汤补气活血通络，为笔者治疗卒中后遗症后出现的一侧肢体乏力、冰冷、麻木等不适症状的常用处方。

◈ 病案 ◈

患者，男，55 岁，汉族，四川人。因中风后出现左侧肢体乏力 3 年余就诊，患者 3 年前因中风后，即感左侧肢体无力、麻木、局部肢体发凉，伴头晕。测血压正常，舌质淡红，舌苔薄黄，脉沉弦。拟天麻钩藤饮合补阳还五汤加减治疗 2 周，效果甚微。思之，患者患病时间较长，左侧肢体无力伴发凉，当为阳气虚，寒凝血瘀所致。

拟：补阳还五汤与四逆汤合用。

处方：附子 20 克，干姜 15 克，炙甘草 15 克，黄芪 80 克，当归 24 克，川芎 10 克，赤芍 10 克，桃仁 10 克，红花 10 克，地龙 10 克，怀牛膝 15 克，白芥子 10 克，天南星 10 克，桂枝 15 克，木瓜 20 克，羌活 10 克。

患者服药 1 周，乏力及冰冷的感觉好转，后以此方共服用 3 个月，左侧肢体基本恢复正常。

四逆汤合当归芍药散

当归芍药散出自《金匮要略·妇人杂病脉症并治》"妇人腹中诸疾痛，当归芍药散主之"。用于治疗妇女血水不利之多种腹痛证。当归芍药散中，当归、白芍、川芎活血，白术、茯苓、泽泻利水，相辅相成，能有效扭转血不利则为水、水不利则血不和的病理状态。本方与四逆汤合用，散寒除湿，养血活血，用于治疗寒湿、血瘀、血虚诸多病因导致的月经不调、痛经、不孕等疾病。

处方：附子 20 克，干姜 15 克，炙甘草 15 克，当归 15 克，赤芍 15 克，川芎 15 克，白术 10 克，茯苓 15 克，泽泻 15 克，小茴香 10 克，吴茱萸 15 克，桂枝 15 克，延胡索 10 克，乌药 10 克，香附 10 克。

笔者回顾了《中医妇科学·痛经篇》的知识，书中很详细地记载了寒凝血瘀之少腹逐瘀汤、气滞血瘀之膈下逐瘀汤、湿热蕴结之清热调血汤、气血虚弱之圣愈汤、肝肾亏虚之益肾调经汤，而在文章的后面摘录了《中国百年百名中医临床家丛书——夏桂成》一书的医案，书中记载了用《妇人大全良方》的温经汤治疗痛经，实为方证对应，效如桴鼓。但这种选录的形式，让初入中医的学子弄不明白，到底是教科书上的辨证选方为好，还是名老中医经验为好，他们不知所措，甚至非常迷茫，以至于现在很多中医院校的大学生从学校走出来在临床工作了几年，对于治疗感冒、咳嗽诸多外感疾病时不会辨证用药。有些学者认为选方不重要，重要的是辨证准确，如活血的方剂都可选择，其实笔者认为，中医教科书式的辨证选方用药，还是应该统一到经典经方上面来，以经方为圭臬。记得四川省南充市中医名家刘文安先生曾说过："能用经方治疗的疾病，尽量选用经方，而后再选用时方治疗。"刘老也正是用这种方法济人无数，在川东北地区享有盛誉。

笔者用上方组合，治疗痛经，效果非常满意，临床以青年女性多见，未婚者居多，疼痛以经前或经期少腹疼痛为主，伴平素四肢冰凉，经期为甚，受寒后疼痛加重，有些患者见少腹冰凉，舌质淡或淡红，或见舌质红，舌苔薄白，脉弦或沉。患者于月经前服用 2 ~ 3 周，或经期服用，皆有良好的效果。如笔者曾治疗本院一护士，23 岁，未婚，主诉平素手足冰凉，冬天尤为明显，入睡许久方才暖和，颇为苦恼，患者舌质淡红，舌边齿痕，舌苔薄，脉沉细，问及有无痛经时，患者说每月痛经很厉害，服用止痛药后疼痛好转，每月如此，未予特别重视。拟上方服用 4 周，痛经明显好转，只是月经前有轻微少腹疼痛，手足转暖，继服 2 周，诸症得愈。

四逆汤合当归芍药散、薏苡附子败酱散

薏苡附子败酱散亦出自于《金匮要略》，书中载："肠痈之为病，其身甲错，腹皮急，按之濡，如肿状，腹无积聚，身无热，脉数，此为肠内有痈脓，薏苡附子败酱散主之。"本方温阳散结，清热消肿。与当归芍药散、四逆汤合用，其功能为温阳散寒除湿，活血化瘀散结，临床用于治疗月经不调，或提前错后，伴有少腹疼痛，白带异常有异味，或见黄带，舌质淡红，舌边可见齿痕，舌苔黄白腻，脉沉滑者。

处方：附子 20 克，干姜 15 克，炙甘草 15 克，当归 15 克，赤芍 15 克，川芎 15 克，白术 15 克，茯苓 20 克，泽泻 20 克，吴茱萸 15 克，桂枝 15 克，薏苡仁 30 克，败酱草 30 克，冬瓜仁 30 克。

●病案●

某女，35 岁，汉族，已婚。主诉白带增多伴月经量少来就诊，患者近 1 年来常出现月经量少，3 天即干净，伴有少量血块，无腹痛，偶有轻微腰痛，伴白带量多，有异味。察面色暗黄而不红润，舌质淡红，舌苔少许齿痕，舌

苔白、微腻，脉沉滑。

拟：四逆汤合当归芍药散、薏苡附子败酱散加减。

处方：附子 20 克，干姜 15 克，炙甘草 15 克，当归 15 克，赤芍 15 克，川芎 15 克，白术 15 克，茯苓 20 克，泽泻 30 克，吴茱萸 15 克，桂枝 15 克，薏苡仁 30 克，败酱草 30 克，冬瓜仁 30 克，车前子 20 克。

患者服药 1 周，白带减少，异味减轻，嘱继续服用上方月余，带下愈，月经量亦增加。

四逆汤合胃苓散

胃苓汤出自《丹溪心法》，由甘草、茯苓、苍术、陈皮、白术、官桂、泽泻、猪苓、厚朴组成，实为《伤寒论》之五苓散与平胃散之合方。主治脾虚湿胜导致的黄疸，或大便泄泻、小便淋涩、不烦不渴等症状。

处方：附子 20 克，干姜 15 克，炙甘草 15 克，苍术 15 克，厚朴 15 克，陈皮 15 克，茯苓 15 克，猪苓 15 克，泽泻 15 克，白术 15 克，桂枝 10 克，大腹皮 10 克，木香 10 克，砂仁 10 克。

病案

洛某，男，70 岁，藏族，已婚。诉间断腹胀 3 年。患者素有慢性乙肝病史 10 余年。近 3 年常感腹胀肠鸣，大便不成形，无腹痛腹泻，无恶心呕吐，食欲尚可，舌质紫暗，舌苔薄，脉沉细。

拟：参芪丹精汤加减。

处方：黄芪 30 克，当归 10 克，党参 10 克，丹参 30 克，地黄 10 克，黄精 10 克，苍术 10 克，白术 10 克，青皮 10 克，陈皮 10 克，三棱 10 克，莪术 10 克，柴胡 10 克，薄荷 10 克，首乌藤 30 克，大腹皮 10 克，莱菔子 10 克，砂仁 10 克，鸡血藤 15 克，香附 10 克。

患者服药 2 周，上述症状无好转，脉沉细，当为阳气亏虚。

拟：四逆汤合胃苓汤加减。

处方：附子 15 克，干姜 15 克，炙甘草 8 克，茯苓 15 克，猪苓 15 克，泽泻 15 克，白术 15 克，桂枝 10 克，苍术 15 克，厚朴 15 克，陈皮 12 克，大腹皮 10 克，木香 10 克，砂仁 10 克，建曲 15 克。

患者服药 2 周，腹胀消失，大便成形，余无不适症状，继续服用上方治疗 3 月余，诸症若失。

■ 病案 ■

中年男性，体型偏胖，素有糖尿病病史，来诊时主诉腹部胀满不适 3 个多月，伴便溏不爽，伴乏力易困。察腹部膨隆（无脐凸），舌质红，舌苔微腻、显黄，脉沉细无力，此患者从舌苔症状看，好似湿热困阻，据脉象分析，实为脾肾阳虚。

拟：四逆汤合胃苓汤加减。

处方：附子 15 克，干姜 15 克，炙甘草 8 克，茯苓 15 克，猪苓 15 克，泽泻 15 克，白术 15 克，桂枝 10 克，苍术 15 克，厚朴 15 克，陈皮 12 克，大腹皮 10 克，木香 10 克，砂仁 10 克。

患者服药 1 周，微汗出，身体较为清爽，腹胀稍减，时遇笔者休息，他医以归脾汤加减治疗，诸症复作，后再次复诊时，仍拟首诊处方治疗，效果较好，服药月余，诸症得愈。

临床心得，四逆散临床运用

四逆散合附子理中汤、调胃承气汤

便秘是指由于大肠传导功能失常导致的以大便排出困难，排便时间或排便间隔时间延长为临床特征的一种肠道病证。汉代张仲景对便秘有全面的认识，提出了寒、热、虚、实不同的发病机制，创立了承气汤的苦寒泻下；麻子仁丸的养阴润下；厚朴三物汤的理气通下；蜜煎导法。为后世医家认识和治疗本病确立了基本原则，其方药至今仍为临床治疗便秘所常用。笔者在阐述四逆散治疗便秘之际，特引用陈瑞春先生的经验。①

四逆散出自《伤寒论·辨少阴病脉证并治》318 条"少阴病，四逆，其人或咳或悸，或小便不利，或腹中痛，或泄利下重者，四逆散主之"。古今学者大都认为，四逆散列于《伤寒论·少阴病篇》，并冠以"少阴病"，但不是用来治疗真正的少阴阳虚证，而是治疗阳气郁、不能外达所致的气机郁滞证。之所以将它列在少阴病篇，应是仲师告诫后人，少阴阳虚可以出现四逆、咳、腹中痛、小便不利、下利不止或下利清谷等症。阳气内郁亦可见"四逆，其人或咳，或悸，或小便不利，或腹中痛，或泄利下重"。前者治疗当以四逆（汤）辈，后者只可用四逆散。少阴阳虚者，虽可出现上述几个或然证，必见"脉微细，但欲寐，恶寒蜷卧"等证。四逆散证之四逆，仅是指手足不温，没有"脉微细，但欲寐，恶寒蜷卧"等证。临床多见其脉弦有力或弦缓，甚至舌质红或偏红，身现燥热之证，与阳气不足的虚寒证有本质的区别，但又有疑似之处，故仲师于此处，特设鉴别，以示辨证论治。

1. 关于四逆散功用

四逆散由柴胡、枳实、芍药和甘草四味药组成。《神农本草经》载"柴胡气味苦平无毒，主心腹胃肠中结气、饮食积聚、寒热邪气，推陈致新"；《药品化义》载"枳实专泄胃实，开导坚结……疗脐腹间实满，消痰癖，祛停水，逐宿食，破结胸，通便闭，非此不能也"；《神农本草经》载"芍药气味苦平无毒，主邪气腹痛，除血痹，破坚积寒热疝瘕"；《名医别录》记载芍药有"利膀胱、大小肠"之功；《神农本草经》谓"甘草气味甘平无毒，主五脏六腑寒热邪气"；《中药大辞典》记载甘草"和中缓急，润肺，解毒，调和诸药"。

---

① 摘自《四逆散治疗便秘探析》

四逆散用药可分为 5 组：一是柴胡、芍药相配为肝胆药，一是枳实、甘草同用为脾胃药，此二组能疏肝理气、调和脾胃；一是芍药、甘草相伍，可以除血痹、缓挛痛，有缓急止痛之功；一是枳实、芍药相配，一气一血，有行气和血之能；一是柴胡、枳实，一升一降，升清降浊、推陈致新。综观此方，其主要功用是畅达气机、疏肝理气、调和脾胃。其作用的部位是肝、胆、脾、胃与大肠。

2. 关于便秘

便秘是指粪便在肠内滞留过久，排便时间延长，粪便坚硬，排便艰难或便质不硬，虽有便意而排便艰涩不畅的一种病证。从生理上讲，大便的形成与排泄主要是大肠功能，如《素问·灵兰秘典论》曰："大肠者，传导之官，变化出焉。"但与五脏的关系十分密切。《素问·五脏别论》曰："魄门亦为五脏使，水谷不得久藏。"即大肠的传导、脾胃的腐熟运化、肝胆的疏泄、肾阳的温煦以及肺气的肃降，都是正常排便所必备的条件。从病理上看，上述脏腑功能的失调都可导致便秘的发生，但其主要病位仍在大肠，病机主要是大肠传导功能失常，可以说，"便秘不离大肠，非独大肠也"。临床表现以"秘"为特征，"秘者，闭也，不通也"，故有的医著称其为"便闭"或"大便不通"。临床治疗着重在"通"字，《内经》有"六腑以通为用"的明训，"但通之法，各有不同。调气以和血，调血以和气，通也；下逆者使之上行，中结者使之旁达，亦通也；虚者助之使通，寒者温之使通，无非通之之法也。若必以下泄为通，则妄矣"，此为《医学真传》心腹痛的治法，笔者认为将其用来作为治便秘之法，亦甚为合拍。对专事大黄、番泻叶治疗便秘者，应为之训。

四逆散在《伤寒论》中明文治疗"泄利下重"，并未提到治疗便秘，但我们认为"便秘"与"泄利下重"同为胃肠之病，所涉及的脏腑都相同，病机上都是升降失调，气机不畅，传导失司，故异病可以同治。治疗的目标就是要恢复胃肠顺降之职，四逆散恰能担当此任。正如唐宗海所云"大肠之所以能传送者，全赖于气""四逆散乃疏平肝气，和降胃气之通剂，借用处尤多"。

由此认为，四逆散可作为治疗便秘的基础方。若属气滞为主者，可加入桔梗、杏仁，借肺气宣降之功，助行大肠之滞；若属热结者，可合用承气汤，以清热和胃，下行开结，并可消除或缓解承气汤通便前的腹痛之苦；若属气虚者，可合用黄芪汤，达到补而不滞，升降得宜；若属血虚者，可合用润肠丸，则补而不腻，气血调和；即便是阳虚便秘，亦可与济川煎同用，因为四逆散四药合用，近乎平性，有良好的行气推动之功，即现代医学所说的促进胃肠蠕动的作用。

3. 典型病例

（病案）

患者，女，16岁，2002年11月30日初诊。患者于4年前逐渐出现便秘，数日乃至1周以上行便1次，大便呈羊粪状，常靠泻药通便。近5日未解大便，伴腹胀、矢气少，无口干，平素不喜油荤，月经量多，经期长，舌淡红，苔薄白，脉平。

拟四逆散合小承气汤。

处方：柴胡、枳壳、白芍、厚朴、桔梗、杏仁各10克，炙甘草5克，生大黄（后下）6克，火麻仁15克。

每日1剂，水煎服，并嘱其若服药后大便通畅则去大黄。5天后复诊，自诉服药初起稍觉腹痛，继而先排硬便，后排软便，腹胀逐渐消失。此后大便每日1次，质地基本正常，纳食、夜寐尚可，小便正常，舌脉同前。遂守方加虎杖15克，去大黄，继进5剂后，大便通畅，后未再反复。嘱必要时隔日服药1剂，以巩固疗效。

（病案）

患者，女，91岁，2005年11月10日就诊。主诉大便秘结反复发作10余年。患者多年大便秘结不畅，少则4～5日1次，多则10日1次。如不用药，努挣多时，即使汗出肢麻，也难以尽意。常用开塞露或大黄、番泻叶之类，时有效、时无效，且常伴腹痛。现证大便秘结不畅，2天前已用过泻药，便质不坚，时有腹胀，矢气不多，饮食尚可，口渴少饮，睡眠一般，小便偏多，舌正红，苔薄微黄，脉细略弦，辨证为肝胃（肠）气滞。

拟：四逆散加味。

处方：柴胡6克，枳壳6克，白芍10克，炙甘草5克，杏仁10克，桔梗10克，虎杖10克。

开药7剂，每日1剂，水煎，分2次服。7日后，因天气原因，不便复诊，遣家属来告，服药期间大便通畅，每日1次，无腹胀痛，饮食、睡眠尚可。嘱再予原方10剂，每2日1剂，水煎，分2次服。2006年3月2日家属告知，服药期间大便每日1次，停药后大便1～2日1次，无明显不适。

按：上述2例便秘均用四逆散疏通气机，加入桔梗、杏仁以宣肺通便，乃肺与大肠相表里，肺气不宣则腑气不降。方中虎杖有缓下之功。案例1患者因大便坚硬如羊粪，5日未解，伴腹胀，矢气少，当为胃肠气滞、燥粪内结，故合用小承气汤之意。案例2患者年龄较大，便质不硬，所以不用峻下之品，以免损伤正气。

陈老对于运用四逆散治疗便秘的机制讲解得非常明确、清晰，于笔者运用此方的思路很有启迪，笔者临床见便秘患者中，以脾阳虚衰兼有气机郁滞者较为常见，故选用四逆散合附子理中汤、调胃承气汤加减治疗。

处方：人参10克，白术10克，苍术10克，干姜10克，附子15克，炙甘草6克，桂枝10克，柴胡12克，白芍15克，枳实15克，大黄8克，芒硝10克，藿香15克，砂仁10克，大枣15克。

本方疏肝理气，温阳健脾，除湿通便，用于治疗脾阳虚衰、气机郁滞导致的便秘、腹胀、口臭、手足冰凉、舌质淡红、舌边齿痕、舌苔白或白腻、脉沉弦滑。

四逆散合三合汤

处方：柴胡12克，白芍20克，枳壳15克，丹参20克，檀香10克，砂仁10克，乌药10克，百合20克，香附10克，高良姜10克，延胡索15克，厚朴 15 克，藿香 15 克，党参 20 克。

此方为四逆散合三合汤加减而成，三合汤为焦树德先生的经验方。[①]

"痛在心口窝，三合共四合"。这是焦老外祖父在焦老幼年时代，教其背诵的一句口诀。1941 年焦老开业行医，在临床上亲自运用后，才渐渐对它有了越来越深的理解。"心口窝"指上腹部胃脘处，"三合"是三合汤，"四合"是四合汤。这句治病口诀是说对胃脘痛，要用三合汤治疗，必要时还须再加一汤（两味药），共成为四合汤。另外，还叮咛焦老要记住，此汤以治疗久痛难愈，或服其他药不效的胃脘痛为其特点，对新患的胃脘痛根据辨证论治进行加减，也有效果。通过多年的临床应用，理解也逐渐加深，摸到了一些加减方法，成为焦老治疗胃脘痛经常使用的方剂，常常收到令人难以思议的良好效果。今不揣浅陋，把三合汤、四合汤治疗胃脘痛的一些经验，介绍如下。

1. 三合汤组成

高良姜 6～10 克，制香附 6～10 克，百合 30 克，乌药 9～12 克，丹参 30 克，檀香（后下）6 克，砂仁 3 克。

主治：长期难愈的胃脘痛，或曾服用其他治胃痛药无效者，舌苔白或薄白，脉象弦，或沉细弦，或细滑略弦，胃脘喜暖，痛处喜按，但不能重按，大便或干或溏，虚实寒热症状夹杂并见者（包括各种慢性胃炎、胃及十二指肠壶腹部溃疡、胃黏膜脱垂、胃肠功能紊乱、胃癌等所致的胃痛）。

方义：本方是以良附丸、百合汤、丹参饮 3 个药方组合而成，故名三合汤。其中良附丸由高良姜、香附等组成，主治肝郁气滞、胃部寒凝所致的胃脘疼痛。高良姜辛热，温胃散寒，《本草求真》载"同香附则除寒祛郁"；香附，味辛微苦甘、性平，理气行滞、利三焦、解六郁，李杲曾说"治一切气""消食下气"。二药合用，善治寒凝气滞胃痛。寒凝重者，重用高良姜，因气滞而痛者，重用制香附。

百合汤由百合、乌药组成。主治诸气腌郁所致的胃脘痛。百合，性味甘平，

---

① 摘自焦树德．三合汤、四合汤治疗胃脘痛 [J]. 河北中医，2004；26（8）：565-566.

主入肺胃，降泄肺胃郁气，肺气降，胃气和，则诸气俱调；配以乌药快气宣通，疏散滞气，温顺胃经逆气。二药合用，既能清泄肺胃郁气，又能防止百合平凉之性，有碍中运。再参《本经》说百合能"补中益气"，王好古说乌药能"理元气"。故本方更适用于日久不愈、正气渐衰之证。

丹参饮由丹参、檀香、砂仁三药组成，是治疗心胸、胃脘疼痛的有效良方。其中丹参味苦，性微凉，活血祛瘀，通经止痛，《吴普本草》载"治心腹痛"；檀香辛温理气，利胸膈、调脾胃，《日华子本草》载"治心痛"；砂仁辛温，行气调中、和胃醒脾。三药相合，以丹参入血分，又配以檀香、砂仁，既能活瘀滞，又能理胃气，再兼丹参功同四物，砂仁兼能益肾"理元气""引诸药归宿丹田"，故对久久难愈、气滞血瘀、正气渐虚的胃脘痛，不但能够活瘀定痛，并能养血、益肾、醒脾、调胃。以上这3个药方相合，组成三合汤则既主气又主血，既主寒又主滞，治疗心腹诸痛，既能治病，又能益人，功效比较全面。

加减法：寒凝为主，遇寒痛重，得暖则舒，苔白脉缓，或沉弦，证属胃寒盛者，取高良姜10克，将丹参减为20克，加砂仁6克，吴茱萸5克，干姜3克。

兼有胸脘发闷，泛恶吐水，喜干食，不欲饮水，便溏，舌苔白腻，脉濡，证属中湿不化者，可加陈皮10克，半夏9～12克，茯苓10～15克，木香6～9克，煅瓦楞子10克。

兼有右胁或两胁胀痛或隐痛，情绪不佳则胃痛加重，喜长吁、嗳气，大便时干时软，脉象沉弦或弦细，证属肝郁犯胃者，可轻用高良姜，重用香附，再加柴胡9克，厚朴10克，炒川楝子10克，绿萼梅5克，白芍10克，把檀香改为9克。

兼有口苦，舌苔微黄，虽思冷饮食，但食凉物痛又加重，胃中似有灼热感，脉略有数象，证属标热本寒者，减高良姜为5克，加炒黄连6克，炒黄芩9克，千年健12克，去砂仁。

兼舌红无苔，口干不欲饮水，饭后迟消，大便少而涩，或干燥，证属中焦气化不利、津不上输者，可加知母9克，焦三仙各9克，香稻芽10克，葛根 9 克。

大便色黑、潜血阳性者，加白及 9 克，生藕节 15 ～ 20 克，茜草炭 12 克，减良姜为 5 克。

舌红无苔，口干，喜稀饮食，夜间口渴，胃中有灼热感，食欲不振，大便干涩不爽，脉象沉细数，或弦细略数，证属胃阴不足者，可减高良姜为 3 克，去砂仁，加沙参 9 克，麦冬 6 克，知母 9 克，白梅花 3 克。

2. 四合汤组成

即在上述三合汤中，再加失笑散（蒲黄 6 ～ 10 克，五灵脂 9 ～ 12 克），四个药方合用，故名四合汤。

主治：同三合汤，但又兼有胃脘刺痛，痛处固定，唇舌色黯或有瘀斑，或夜间痛重，脉象沉而带涩，证属中焦瘀血阻滞者。

方义：在三合汤的基础上，又加蒲黄活血散瘀，《本草纲目》载蒲黄"凉血，活血，止心腹诸痛"。五灵脂行血止痛,《本草纲目》载"治男女一切心腹、胁肋、少腹诸痛，疝痛，血痢，肠风腹痛"。二药合用，再配合丹参，活瘀止痛的功效增强，对中焦有瘀血阻络而发生的心腹疼痛有良好疗效。四方合用，既有气药，又有血药，既能祛邪，又兼益人，所以对久治不愈的胃脘痛，能发挥特有的效果。

加减法：兼有呕血、便血者，须改用蒲黄炭、五灵脂炭，再加白及 10 克，生藕节 20 克，或藕节炭 30 克，三七粉（分冲）2 克，伏龙肝（煎汤代水）60 ～ 100 克，香附也要炒黑，可去砂仁。

如无呕血、便血，但大便黑色、潜血阳性者，也可用蒲黄炭、灵脂炭，或再加白及、海螵蛸等。其余加减，同三合汤。

3. 典型病例

▌病案▐

张某，女，49 岁，演员。1985 年 10 月 18 日初诊。素有胃痛已五六年，近 6 个月来病情加重。渐渐消瘦，面色萎黯，舌苔根部较白，胃部疼痛喜按，得热减轻，脘部发堵，腹部发胀，精神不振，全身乏力，食欲不振，二便尚调。右手脉象细弦，左手脉沉细。于 1985 年 10 月 4 日在某医院做胃镜检查，诊断为多发性溃疡，欲收住院治疗，但因无床，在等空床的时间内，来焦老处诊治。根据其疼痛已久，久病入血，并见痛处固定。腹胀脘堵，右脉细弦，诊为气滞血瘀所致的胃脘痛。再据其喜按喜暖，知兼有虚寒。治法采用温胃调肝，行气活瘀之法。

拟四合汤加味。

处方：高良姜 10 克，香附 10 克，百合 30 克，乌药 10 克，丹参 30 克，檀香（后下）6 克，砂仁 5 克，吴茱萸 6 克，生蒲黄 9 克，五灵脂 9 克，茯苓 15 克，木香 6 克。水煎服 7 ～ 14 剂。

11 月 5 日二诊：进上药后，胃已不痛，精神好转，右手之脉已不细，弦意亦退。感胃部发堵，但已不发胀。再守上方，稍事变动。上方乌药改为 12 克，檀香改为 8 克，砂仁改为 6 克，五灵脂改为 10 克，加桂枝 9 克，苏梗 10 克。7 ～ 14 剂，效可继服。

11 月 20 日三诊：近日因生气，又有胃痛，但较以前轻。改檀香为 9 克，桂枝改为 6 克，加白芍药 12 克。7 剂。

11 月 28 日住入某医院。自觉症状已消失，停中药，等待胃镜复查。12 月 5 日，胃镜检查发现 10 月 4 日所见之溃疡，已经愈合。不必再治疗，于 12 月 7 日出院。

4. 结语

良附丸、百合汤、丹参饮、失笑散，均为治疗胃脘痛的古方，但每方又各有特长，把这三个或四个药方合为一方，共治其所长为一炉，并互纠其短，发挥它们治疗胃脘痛的共济作用，故在临床上常常出现令人难以想象的奇效。

本方为《伤寒论》中的四逆散合焦老的三合汤加味而组成的方剂，方中加入四逆散疏肝理气；延胡索活血止痛；厚朴行气散满；党参健脾益气；胃喜燥而恶湿，故加入芳香化湿之藿香。诸药合用，共奏疏肝理气散满，活血化瘀止痛，健脾益气除湿，用于治疗胃痛，不管初发久患（临床以久病的患者为主），只要见有肝郁气滞血瘀脾虚湿盛等导致的面色萎黄，胃脘部隐痛不适，或为刺痛，胃脘胀满，反酸嗳气，胁肋不舒，舌质淡红，舌边或见瘀点，脉沉细涩皆有很好的疗效。

◉病案◉

某中年男性，来门诊治疗胃痛，主诉胃脘部疼痛十年之久，反复发作，做胃镜很多次提示，糜烂性胃炎，服用中西药无数，效果时有时无。此次胃痛半个月，以胃脘部隐痛不适为主，伴轻微胀满不适，轻微反酸，饮食尚可，大小便正常，胁肋部无疼痛。察舌质淡红，舌苔薄白，脉弦滑而沉。

拟：四逆散合三合汤加减。

处方：柴胡 12 克，白芍 20 克，枳壳 15 克，丹参 20 克，檀香 10 克，砂仁 10 克，乌药 10 克，百合 20 克，香附 10 克，高良姜 10 克，延胡索 15 克，厚朴 15 克，藿香 15 克，党参 20 克，乌贼骨 15 克。

患者服药 1 周，上述症状有改善，因患者在边远地区工作，没有中药，用上方 10 剂粉碎后服用，每次服用 6 克，每日 2 次，药服完，半年后随访未见复发。

四逆散合当归芍药散

此方是胡希恕先生的经验方，胡老用此二方组合，治疗胸胁及心下满，时有眩悸，肝区隐隐而痛，不呕不渴，腹胀或痛，小便不利而大便溏频，舌苔薄白，脉弦等症状。观此二方的组合，实为后世的逍遥散，笔者常用此方治疗胁痛、少腹部疼痛、肝郁脾虚且挟有瘀者。

◉病案◉

某女，26 岁，藏族，已婚。主诉右下腹部疼痛 1 周。患者近 1 周来无诱因出现右下腹阵发性疼痛，伴小便增多，曾在内科、妇科按尿路感染、妇科炎症治疗无好转，遂来中医科就诊。察手足冰冷，舌质淡红，脉沉细。

拟：四逆散合当归芍药散加味。

处方：柴胡 15 克，白芍 20 克，枳壳 15 克，当归 15 克，川芎 12 克，白术 10 克，茯苓 15 克，泽泻 15 克，香附 10 克，延胡索 10 克，小茴香 10 克，乌药 10 克，败酱草 30 克，附子 10 克。

患者服药 1 周，腹痛消失，手足冰冷依旧，继续以上方加减治疗，上方去延胡索、小茴香、乌药，加桂枝 10 克，附子 15 克，吴茱萸 15 克，继续治疗月余，手足冰凉得愈。

四逆散为疏肝理脾之通剂，用于胁肋胀闷，脘腹疼痛，脉弦，当归芍药散，为《金匮要略》之方，用于妇人腹痛效果很好，二方合用，临床用于治疗胁肋部、少腹部疼痛，如慢性肝炎、盆腔炎、附件炎、痛经、乳癖等诸多疾病，有较好的疗效。

临床心得，附子理中汤运用

在临床上经常会遇到大便溏的患者，这种病有别于《中医内科学》的泄泻，这种患者的大便是不成形的，但非水样便，大便次数不见增多，或每天 2～3 次，或见大便细小，或见排便时间较长，或见解便不干净，且有粘马桶而不易冲掉的粪质，多数患者伴有体型肥胖，运动量较少，倦怠乏力、午后尤为明显，全身酸困不适，腹胀，矢气较多，腰膝酸软等不适症状。

治疗此病，笔者翻阅了很多书籍，临床多主张以脾虚湿困为主，用参苓白术散，或者补中益气汤加减治疗，效果皆不理想，或于上述二方中加除湿之品，或加温脾阳之品，或增一点效，但皆不能根除，患者痛苦，医者苦恼。《医学三字经·泄泻》载："恒法外，内经精。肠脏说，得其精，泻心类，特丁宁。"陈修园云："如果用一般的方法治疗效果不好，就应该遵循《黄帝内经》《伤寒论》的方法了。"针对此病陈氏主张用泻心汤类、乌梅丸治疗。笔者查阅《中医症状鉴别诊断学》（第二版）时，书中对于大便溏有较好的论述，"肾阳衰微大便溏，肾为先天之本，主水液气化，又司二阴。因此，肾阳不足，命门火衰则不能气化水液，温煦脾阳，充养后天，厚肠胃，司二阴，故见大便溏泄，甚则完谷不化，下利清谷，较之脾胃虚弱大便溏，病位深，病情重。治以温肾健脾为主，方选四神丸合理中汤加减"。笔者再结合临床经验，用附子理中汤合四神丸加减，用于此种类型的患者效果甚好。

基本处方：附子15克，炮姜15克，炙甘草10克，人参12克，白术12克，苍术15克，肉豆蔻10克，吴茱萸10克，补骨脂10克，细辛6克，藿香15克，佩兰15克，砂仁10克，芡实10克，生姜20克，诃子10克。

❀病案❀

某女，30岁，汉族，已婚。主诉大便稀溏1个多月，每天大便1次，但大便不成形，无腹痛，无黏液脓血便，无里急后重，未服药治疗。今来就诊，触及双手冰凉，问及双足凉否，患者答曰："双手足皆冰冷。"舌质红，舌边齿痕，舌苔薄，脉沉细。此为脾肾阳虚，遂拟上方治疗1周，患者便溏缓解，手足转暖。继服1周，其病得愈。

方中以附子理中汤温阳散寒，益气健脾，用四神丸中肉豆蔻、吴茱萸、补骨脂以温肾暖脾，固肠止泻，去五味子之酸温，用细辛之辛温，增强散寒之功，《绛雪园古方选注》中称此方为"治肾泄有神功"。

当然，笔者也用麻黄附子细辛汤合四君子汤、肾四味加减治疗便溏，效果亦佳，这种便溏不是此方的主要适用症状，应加以区分。

临证感悟，半夏泻心合平胃

笔者在《医方拾遗：一位基层中医的临床经验》一书中对于半夏泻心汤论述较为详尽，本方对于治疗痞满呕泄肠鸣有较好的疗效，但在治疗泄泻时，单独运用此方有"势单力薄"之感，效果有时不甚明显。根据泄泻脾虚湿盛，脾失健运的病机特点，治疗应以运脾祛湿为原则。《景岳全书·泄泻》载："凡泄泻之病，多由水谷不分，故以利水为上策。"平胃散出自《简要济众方》，由苍术、厚朴、陈皮、炙甘草组成，有燥湿运脾、行气和胃之功效，用于治疗脘腹胀满、不思饮食、口淡无味、恶心呕吐、嗳气吞酸、肢体沉重、倦怠嗜卧、常多自利、舌苔白腻而厚、脉缓。本方与半夏泻心汤合用，用于治疗胃寒肠热，虚实夹杂，湿热蕴结导致的泄泻、痞满有较好的疗效。

病案

平某，女，24岁，藏族，未婚，腹泻2周。患者2周前出现腹泻，每天大便10余次，解黄色水样便，伴恶心呕吐，在县上经输液治疗后，恶心呕吐好转，但仍有腹泻，每天6～7次，伴肠鸣，腹胀，饮食尚可。舌质红，舌苔薄黄，脉沉弦。

拟：半夏泻心汤合平胃散加减。

处方：半夏15克，黄芩12克，黄连6克，干姜9克，党参10克，大枣15克，苍术15克，厚朴15克，陈皮10克，车前子30克，茯苓20克，木香10克，建曲15克，炙甘草6克。

患者服药7天，上述症状消失。

病案

程某，男，37岁，汉族。诉便溏1个月。患者近1个月来常感大便稀溏不成形，粘马桶，伴肛门烧灼不适感，以食用辣椒、生冷食物后发作，大便每天2～3次，无腹胀腹痛，无恶心呕吐，无反酸等不适，舌质红，舌苔薄，脉沉细无力。

拟：半夏泻心汤合平胃散加减。

处方：半夏15克，黄芩10克，黄连6克，干姜12克，党参10克，大枣10克，炙甘草6克，苍术10克，厚朴15克，陈皮10克，车前子20克，茯苓 20 克，木香 10 克。7 剂。

患者服药后大便成形，每天 1 次，肛周不适感消失，嘱继续服药以资巩固。

病案

达某，男，65 岁，藏族，已婚。主诉胃脘部胀痛伴腹泻 1 年。患者近 1 年来常出现胃脘部胀痛，呈阵发性胀满、疼痛不适，无恶心呕吐，无反酸，伴大便次数增多，每天 3～4 次，呈糊状便，无脐周疼痛，舌质紫暗，舌苔薄黄，脉弦细。患者素有慢性乙肝病史，初以西医病名进行辨病治疗。

拟：参芪丹精汤加味。

处方：黄芪 30 克，当归 10 克，党参 10 克，丹参 30 克，地黄 10 克，黄精 10 克，苍术 10 克，白术 10 克，青皮 10 克，陈皮 10 克，三棱 10 克，莪术 10 克，柴胡 10 克，薄荷 10 克，首乌藤 30 克，大腹皮 10 克，莱菔子 10 克，砂仁 10 克，鸡血藤 15 克，香附 10 克。

患者服药 1 周，上述症状无好转。再察色按脉，患者舌质紫暗，舌苔黄，显微腻，脉沉弦。

拟：半夏泻心汤合平胃散加味。

处方：半夏 15 克，黄芩 10 克，黄连 6 克，干姜 12 克，党参 10 克，大枣 10 克，炙甘草 6 克，苍术 10 克，厚朴 15 克，陈皮 10 克，车前子 20 克，茯苓 20 克，木香 10 克，砂仁 10 克，建曲 15 克。

患者服药 1 周，上述症状消失，嘱继续服药巩固疗效。

病案

赵某，女，30 岁，汉族，重庆人。主诉腹泻伴肛周坠胀不适 1 年。患者近 1 年常出现腹泻，每天 3～4 次，呈糊状便，伴肛门坠胀不适，有排便感，肛周排气不爽，欲排气又不能。曾在肛肠科诊治，诊断为痔疮，未予治疗。舌质淡红，舌边齿痕，舌苔黄腻，脉沉弦细。

拟：半夏泻心汤合平胃散加减。

处方：半夏 15 克，黄芩 10 克，黄连 6 克，干姜 12 克，人参 10 克，大枣 10 克，炙甘草 6 克，苍术 10 克，厚朴 15 克，陈皮 10 克，车前子 20 克，茯苓 20 克，木香 10 克。

患者服药 1 周后复诊，腹泻症状明显改善，每天 1～2 次，大便成形，排气爽快，但仍有肛门坠胀不适感。复诊舌苔脉象无改变，继续以上方加黄芪 20 克，枳壳 15 克，治疗 4 周，诸症得愈。

总之，笔者凡见泄泻，便溏，痞满，肠鸣，呕吐，舌质红或淡红，舌苔黄白相兼或厚腻，脉沉弦滑等症状，则用半夏泻心汤合平胃散治疗，均有较好的疗效。且临床常加入茯苓、车前子健脾渗湿，以"利小便以实大便"；稍佐木香、砂仁以行气导滞。诸药合用，其效颇佳。

临证感悟，阳痿治疗可从郁

阳痿是指青壮年男子，由于虚损、惊恐、忧郁、湿热等原因，致使宗筋失养而弛纵，引起阴茎痿弱不起，临房举而不坚，或坚而不能持久的一种病证。现在很多医生治疗阳痿，多用人参、鹿茸、巴戟天、阳起石等补益之品，而《周慎斋遗书》中倡导肝郁致痿的观点，认为"少年贫贱之人犯之，多属于郁"，主张用逍遥散合白蒺藜丸治疗肝气郁结导致的阳痿。书中载一案：一人二十七八，奇贫，鳏居，郁郁不乐，遂患阳痿，终年不举。温补之药不绝，而证日甚，火升于头，不可俯。清之、降之皆不效，服建中汤稍安。一日读《本草》，见蒺藜一名旱草，得火气而生，能通人身真阳，解心经之火郁。因用斤余，炒香去刺成末，服之效月余诸证皆愈。后世医家对于此种观点有很多发挥。

叶天士在《临证指南医案》中治疗阳痿有此案：徐，三十，脉小数涩，上热火升，喜食辛酸爽口，上年因精滑阳痿，用二至百补通填未效，此乃焦劳思虑郁伤，当从少阳以调畅气血。郁，柴胡，薄荷，牡丹皮，郁金，山栀，神曲，广皮，茯苓，生姜。

此案患者为焦劳思虑郁伤导致的阳痿，肝郁气滞，血行不畅，宗筋所聚无能，肝主宗筋，郁怒伤肝，肝失疏泄，气机不畅，导致宗筋失用而形成阳痿，肝郁而化火，火邪扰精，开阖失职，而伴有滑精，叶氏用丹栀逍遥散加减治疗，当为正治之法。正如华岫云在评语中写道："有因思虑烦劳而成者，则心脾肾兼治，有郁损生阳者，必从胆治，盖《经》云，凡十一脏皆取决于胆，又云少阳为枢，若得胆气展舒，何郁之有，更有湿热为患者，宗筋必弛纵而不坚举，治用苦味坚阴，淡渗去湿，湿去热清，而病退矣。"

后世有刘渡舟先生的小柴胡汤合四逆汤治疗阳痿，朱进忠先生用柴胡加龙骨牡蛎汤治疗阳痿，案例如下。

病案

李某，男，32 岁。年龄虽壮，却患阳痿。自认为是肾虚，遍服各种补肾壮阳之药，久而无功。视其两目炯炯有神，体魄甚佳，而非虚怯之比。切其脉弦有力，视其舌苔则白滑略厚。除阳痿外，兼见胸胁苦满、口苦、心烦、手足冰冷。细询患病之由，乃因内怀忧恚之心情，久而不释，发生此病。肝胆气郁，抑而不伸，阳气受阻，《伤寒论》中所谓"阳微结"也。气郁应疏之达之，而反服补阳壮火之品，则实其实，郁其郁，故使病不愈也。当疏肝胆之气郁，以通阳所之凝结。

处方：柴胡 16 克，黄芩 10 克，半夏 14 克，生姜 8 克，党参 10 克，炙甘草 10 克，白芍 15 克，枳实 12 克，大枣 7 枚。

患者服药 3 剂而愈。

病案

贺某，男，29 岁。结婚 3 年多，或者阳事不举，或者举而不坚，前后服男宝、三肾丸、肾气丸、六味地黄丸、鹿茸精近 3 年不效。近半年来，经常出现牙痛、头痛、烦躁、失眠等，尤其是近 2 个多月几乎每天发生鼻衄、齿衄，为此不得不予泻火之药，然服药之后却出现阳事麻木不适，而他证不减。审其舌苔黄白而腻，脉弦紧而数。因思脉弦者肝脉也，紧数者寒饮郁久化热也，且牙痛、头痛、烦躁、失眠亦为肝证。

拟柴胡加龙骨牡蛎汤去铅丹，加甘草、玄参为法。患者服药 4 剂，头痛、牙痛、烦躁、鼻衄减，继服 30 剂，竟愈。

病案

孟某，男，33 岁，汉族，已婚。主诉阳痿早泄半年余。患者近半年，每次同房时出现勃起障碍，稍微能勃起则出现早泄，同时伴耳鸣、便溏。察舌质暗红，舌苔薄，脉沉弦。

拟：逍遥散合肾四味加减。

处方：柴胡 15 克，白芍 15 克，白术 10 克，茯苓 15 克，当归 10 克，露蜂房 15 克，蜈蚣 2 条，香附 10 克，郁金 10 克，淫羊藿 30 克，补骨脂 15 克，枸杞子 15 克，菟丝子 15 克，巴戟天 15 克，炙甘草 6 克。

患者服药 1 周，复诊时诉阳痿早泄症状稍有好转，舌质暗红，舌苔薄黄，脉弦沉。以上方加黄柏 24 克，砂仁（封髓丹）10 克。服药 1 周，上述症状进一步好转。继续服药 2 周，其病得愈。

现在的人，由于生活节奏快，社会竞争激烈，工作压力大，导致精神紧张、情志内伤、肝气郁结引起的阳痿者多见，即所谓"因郁致痿"。再则，阳痿患者日久不愈，逐渐出现忧郁、悲观、焦虑等心理障碍，即所谓"因痿致郁"。从而出现两者互相影响，恶性循环，导致病机复杂，治疗起来较为困难，因此，临床从肝郁论治阳痿，以逍遥散、四逆散、龙胆泻肝汤、柴胡加龙骨牡蛎汤化裁，有较好的疗效。

慢性乙肝，辨证选方浪重要

在中医理论里没有慢性乙型肝炎这个名词和概念。中医对于本病的认识是感受湿热疫毒（乙肝病毒）之邪后，又由于饮食不节、嗜酒过度、劳倦内伤、情志失和等诸多原因，导致湿热疫毒之邪伏而不去，湿热熏蒸于脾胃，累及肝胆，肝失疏泄则胁痛，胆液不循常道，随血泛溢，外溢肌肤，上注眼目，下流膀胱，使身目小便俱黄，而成黄疸；湿热之邪犯及脾胃，从而出现痞满、泄泻等症状。它分别归属于胁痛、黄疸、痞满、泄泻、虚劳、臌胀、郁证等疾病中，本病主要以湿、热、虚、瘀、郁为致病之因，临床表现较为复杂，病程较长，不但给患者造成身体损害，同时对患者的心理伤害亦较大，又因治疗此病需长期服药，这也给患者带来很大的经济负担。

对于本病的治疗，临床以胁痛为主要表现者，笔者多选用丹栀逍遥散、小柴胡汤、四逆散合香砂六君汤，对于以郁证为主要表现者，也多选用这几个处方加减化裁；以黄疸为主要表现者，此种情况多为阴黄，不属于急性黄疸型肝炎的阳黄，笔者多用茵陈术附汤加减治疗；以痞满、泄泻为主要表现者，笔者多选用半夏泻心汤合平胃散、四逆汤合胃苓汤、柴平汤加减治疗；以虚劳为主要表现者，当分清属于阴虚还是阳虚，阴虚者笔者多选用归芍四君汤加味，以阳虚为主者，则用四逆汤合四君子汤、肾四味为主方加减治疗；以臌胀为主要表现者，多选用参芪丹精汤加减治疗，不效者选用四逆汤合胃苓汤加减治疗。这些为个人临床之经验和体会，片面之语，难登大雅之堂，在本书中写出来，若能给同仁带来一些临床启迪与帮助，心甚悦之！

病案

某男，患乙肝"小三阳"数年，患者未予重视，此次因腹胀、胁痛、口苦就诊，此次体检肝功能异常，伴神疲易倦。察舌质淡红，舌苔黄白、微腻，脉弦数。

拟：柴平汤加味。

处方：柴胡15克，黄芩15克，半夏15克，党参12克，大枣10克，炙甘草8克，苍术15克，厚朴15克，陈皮15克，砂仁8克，半枝莲15克，白花蛇舌草15克，郁金10克。

患者服药 1 周，腹胀、胁痛以及神疲乏力好转，遂拟上方治疗月余，肝功能恢复正常，诸症缓解。

◉ 病案 ◉

某男，42 岁，汉族。素患乙肝二十年，间断服药治疗，肝功能基本正常，因恶心呕吐伴腹胀腹泻 1 天就诊，患者 1 天前因饮食不当后出现恶心呕吐 1 次，伴腹胀，1 天腹泻 3～4 次，稀水样便，伴纳差、肠鸣、溲黄。自服盐酸小檗碱、诺氟沙星、藿香正气液等治疗，上述症状无好转。察舌质红，舌边齿痕，舌苔薄黄。

拟：半夏泻心汤。

处方：半夏 15 克，黄芩 10 克，黄连 9 克，干姜 10 克，党参 10 克，大枣 10 克，炙甘草 6 克，厚朴 10 克，砂仁 10 克，生姜 15 克。

患者服药 1 天，恶心呕吐未作，腹胀腹泻消退，溲黄肠鸣消失，饮食增加，继以上方治疗 1 周，病愈。患者后在一次出差时，去高寒地带的那曲申扎县，一路上只能饮用矿泉水，加上劳碌奔波，疲惫不堪，几日后则出现腹胀腹泻，自服藿香正气液无改善，来笔者处诊治，仍拟半夏泻心汤原方治疗，服用 2 剂，病情好转。后患者间断出现胁痛，乏力，便溏不适，舌质红，舌边齿痕，舌苔薄，脉沉弦。

拟：茵陈术附汤合肾四味加减。

处方：党参 15 克，黄芪 30 克，白术 15 克，茯苓 15 克，炙甘草 10 克，郁金 10 克，香附 10 克，附子 30 克，生姜 15 克，淫羊藿 15 克，补骨脂 15 克，菟丝子 15 克，枸杞 15 克，茵陈 30 克。

患者服用此方 2 个月，诸症消失，病情平稳，遂停药。

◉ 病案 ◉

扎拉加，男，31 岁，藏族，那曲聂荣县人。因胁痛、乏力，伴面部红色丘疹 3 个月。患者素有乙肝 "大三阳" 病史，此次因劳累后体检发现肝功能异常，ALT 213.3U/L，AST 106.1U/L，GGT 75U/L，蛋白及胆红素正常。同时伴轻微口干，尿黄，大便不成形，面色稍晦暗，舌质红，舌苔薄黄，脉弦数。

拟：丹栀逍遥散加减。

处方：牡丹皮 10 克，栀子 10 克，柴胡 10 克，赤芍 15 克，当归 10 克，白术 10 克，茯苓 15 克，薄荷 10 克，延胡索 10 克，香附 10 克，郁金 10 克，金银花 15 克，虎杖 15 克，白花蛇舌草 20 克，炙甘草 6 克。

患者服药 1 周，胁痛以及口干症状稍微好转，其余症状依旧，继续以上方治疗 3 周后，患者胁痛消失，口干溲黄改善，面部粉刺基本好转，仍感乏力，舌苔脉象无改变，于上方去薄荷、延胡索、香附，加黄芪 30 克，枸杞 15 克，党参 15 克，黄精 15 克。患者服药后乏力稍微改善，但在服药期间出现腹泻，停药后腹泻慢慢好转，来复诊时诉仍有乏力。察面色晦暗，舌质红，舌苔薄黄，脉弦，复查肝功能，ALT 180.5U/L，AST 90.0U/L，GGT 68U/L。

拟：归芍四君子汤加减。

处方：当归 10 克，赤芍 15 克，党参 10 克，白术 10 克，茯苓 15 克，炙甘草 6 克，枸杞 15 克，黄芪 20 克，黄精 10 克，丹参 20 克，郁金 10 克，女贞子 10 克，旱莲草 10 克，半枝莲 15 克，白花蛇舌草 15 克，牡丹皮 10 克。

患者服药半个月后，乏力消失，精神较好，面色较为红润，舌质仍有红色，舌苔薄，有少许裂纹，脉沉弦。继续以上方制作成散剂服用半年，患者无不适症状，肝功能正常，遂停药。

笔者曾治疗一藏族女性患者，患者因产后发现肝功能异常，来诊时诉无任何不适症状，也无乙肝病史，因虑其服用西药不易哺乳，故选择服用中药治疗。察色按脉，舌苔脉象未见异常，饮食尚可，大小便正常，精神较好。给予小柴胡汤原方加茵陈 20 克，服药 4 周，肝功能恢复正常。此患者虽然不是乙肝患者，但将此病例记录于此，是因为在临床中我们常会发现很多乙肝患者无任何不适症状，而体检报告却显示异常，治疗此类患者时可以以此寻找一条思路和方法。

第四讲　中医药在病房中的运用

此讲记录了笔者运用中医药治疗一些急慢性疾病的情况，多为经西医治疗后效果不明显，才进行中医药治疗，且临床多取得满意疗效的疾病。这些病案可给中医院校的学生及临床中医师提供一些思路和帮助。

痰饮犯肺之咳嗽

病案

某男，64岁，已婚，藏族，西藏班戈县人，退休职工。因反复咳嗽咳痰13年，下肢水肿1年，加重半个月入院治疗。患者自2000年开始常在感冒后出现咳嗽咳痰，每次发作1周左右，自服"急支糖浆"以及输液治疗，症状即可好转。每年发作2～3次，多在冬季发作，工作及生活不受影响。自去年开始出现双下肢水肿，午后为明显，次日晨起即可好转，活动后并感心慌胸闷气短，不影响生活及工作，经休息即可缓解。咳嗽咳痰以晨起为主，量较多，服用阿莫西林胶囊后症状稍有好转。患者曾多次在门诊治疗，诊断为慢性支气管炎，经输液治疗后症状即可得到控制。半个月前因感冒后出现畏寒发热，鼻塞流涕，前额疼痛，咳大量黄色脓痰，易于咳出，伴有左侧胸背部疼痛，喘息，无寒战、高热、咯血，无夜间阵发性呼吸困难，无腹胀等不适症状，患者在家自行服用复方氨酚烷胺片（感康）、罗红霉素分散片（严迪）、阿莫西林胶囊2天，于其他诊所输"头孢类、双黄连注射液"治疗3天，症状仍无好转。患者前来就诊，门诊胸片提示，肺纹理增粗，氟骨症。血常规提示，白细胞 $9.1×10^9$/L，中性粒细胞百分比 78.7%，中性粒细胞 $7.2×10^9$/L。遂门诊以慢性支气管炎急性发作、氟骨症收住院。患者此次入院，神志清，精神可，夜休欠佳，食欲尚可，小便量减少，大便正常，体重无变化。既往有吸烟史30余年，平均每天吸烟30支，有少量饮酒史20年。

入院后查体：体温 36.3℃，脉搏 80 次／分，呼吸 20 次／分，血压 160/90 毫米汞柱，步入病房，体形肥胖，言语清晰，查体合作，颜面无水肿，颈静脉无怒张，桶状胸，肋间隙增宽，双肺呼吸音略低，可闻及散在湿啰音，未闻及哮鸣音。心界向右扩大，心率 80 次／分，律齐，未闻及杂音。腹部平坦，无压痛，肝脾不大，移动性浊音（－），肠鸣音 5 次／分。双下肢膝关节以下呈轻度凹陷性水肿，甲床发绀。

入院后诊断：①慢性支气管炎急性发作；②慢性阻塞性肺气肿；③慢性肺源心脏病，心功能Ⅱ级；④腰椎骨质增生；⑤高血压病。

考虑患者此次发作时间较长，在院外经输液、口服药物治疗欠佳，故入院后给予注射用亚胺培南西司他丁钠（泰能）1 克加强抗感染治疗，并给予地塞米松注射液 5 毫克、氨茶碱注射液，以及口服甘草片、氨溴索口服液、硝苯地平控释片治疗5天。患者咳黄色脓痰症状好转，血压控制较好，但仍有咳嗽，且以咳大量白色泡沫样痰为主，晨起较为明显，无血丝混杂，患者睡眠较好。后查房时血压 140/90 毫米汞柱，口唇发绀，双肺呼吸音略低，仍可闻及散在细湿啰音。患者用注射用亚胺培南西司他丁钠和激素治疗5天，止咳效果欠佳，故改为头孢呋辛 3 克、左氧氟沙星注射液 0.2 克，联合运用。经治疗4天后仍以咳白色泡沫样痰为主，量多，质稀，每晚痰量超过一次性纸杯 1 杯，以夜间咳嗽为主，甚至影响睡眠，且仍有左侧胸背部疼痛，咳嗽时为甚，患者颇为其苦，遂劝患者服用中药治疗。

经中医辨证，患者舌苔黄厚而腻，脉弦滑，诊断为咳嗽，属于痰饮犯肺，有郁而化热之象。

拟：参苏饮加味。

处方：党参 10 克，苏子 15 克，半夏 15 克，茯苓 20 克，陈皮 15 克，枳壳 10 克，桔梗 15 克，葛根 15 克，杏仁 10 克，桑白皮 15 克，前胡 15 克，木香 6 克，炙甘草 6 克。

嘱患者服药 4 剂，以观疗效。服药 2 天后，咳嗽咳痰症状明显好转，并停用抗生素，改为一组活血化瘀之丹红注射液治疗，4 剂药服完，咳嗽症状明显好转，夜间睡眠较好，黄腻苔已退，现薄黄苔，左侧胁肋部仍有疼痛。

拟：上方合黛蛤散加味。

处方：党参 15 克，苏子 15 克，半夏 15 克，茯苓 20 克，陈皮 15 克，枳壳 10 克，桔梗 15 克，瓜蒌壳 15 克，郁金 15 克，青黛 15 克，海蛤壳 15 克，桑白皮 15 克，前胡 15 克，木香 6 克，炙甘草 6 克。

开药 5 剂，每日 1 剂，服完诸症殆尽，遂出院。嘱出院后注意防寒保暖，积极预防感冒，减少此病复发。

笔者在记录此医案时查阅《周仲瑛实用中医内科学》，本病按发病的时间、症状分析，应该诊断为肺胀，但患者此次以咳嗽为主要表现，且以内伤咳嗽为其特点，故笔者仍以咳嗽为其诊断，即辨病为咳嗽，辨证为痰饮犯肺，郁而化热。在选方用药之前，沉思良久，患者素有痰饮之疾，今感外邪而发病，欲用小青龙汤治之，但考虑患者年龄较大，体质较差，素有心脏病史，又想到郝万山先生在讲《伤寒论》时，谈到小青龙汤的注意事项时说："本方麻、桂、姜、辛并用，虽有芍药、五味子养血护阴，但毕竟偏于辛温燥烈，久服则易伤阴动阳，所以仅适宜于在水寒犯肺的咳喘急性发作的时候救急应用，服用三至五剂……"而参苏饮具有益气解表、理气化痰之功效。主治气虚外感风寒、内有痰湿证。症见发热恶寒、无汗、鼻塞头痛、胸脘满闷、咳嗽痰白、气短懒言、倦怠无力、苔白、脉弱，故选参苏饮益气解表、理气化痰。患者舌苔黄厚腻，故重用二陈汤，以除湿化痰，并加桑白皮之甘寒，以泄肺经之郁热。后期胁肋部疼痛较明显，故选前方与黛蛤散加味，扶正祛邪并举，故收效甚捷。

◈病案◈

某患者，体型消瘦，素有肺结核病史，咳嗽半年余，加重1周，于呼吸科住院治疗。经抗生素、止咳化痰等药治疗3周，患者咳嗽稍有好转，但仍较明显，遂请中医会诊。症状见咳嗽，咳少量白色黏痰，咳声低微无力，患者体型消瘦，伴乏力，偶有头晕，舌质淡红，舌苔黄白相兼，此次检查白细胞 11.9×10^9/L。初期给予止嗽散合玉屏风散加减治疗，效果甚微，此患者呈一派气虚之象，兼有咳嗽咳痰症状，应治以参苏饮为益气解表。

拟：参苏饮加味。

处方：人参15克，葛根20克，苏叶10克，半夏15克，茯苓15克，陈皮10克，前胡10克，枳壳10克，炙甘草10克，干姜10克，大枣10克，黄芪20克。

患者服药1周，咳嗽咳痰症状明显好转，但精神仍较差，以上方加减治疗月余，患者咳嗽得愈，精神尚可。

试看经方的疗效

临床处方用药之所以能显效，最重要的一点就是辨证准确。只要辨证准确，选方精当，见效是很快的，不亚于西医的疗效和速度。现就临床一例病案，试看经方的疗效。

病案

患者为藏族老年男性，因反复咳嗽、咳痰、喘息 10 余年，加重半个月入院。

入院后诊断：①慢性支气管炎急性发作；②阻塞性肺气肿；③慢性肺源性心脏病；④高血压病 2 级；⑤痛风。

患者对"青霉素、头孢类"过敏。入院后给予吸氧，亚胺培南西司他丁钠、地塞米松抗炎，氨茶碱解痉平喘，适量利尿剂，降压药物等治疗 10 余天，患者血压降至正常，仍有咳嗽，咳黄色絮状痰，夜间咳痰量约 50 毫升，且仍有活动后心悸、胸闷、气短症状，双下肢有轻微水肿。

笔者接诊后，劝其服用中药治疗。患者面色黧黑，口唇发绀，喜高枕卧位，闻之见卧位时轻微张口喘息，喉间有轻微痰鸣音，问之有咳嗽，咳黄色絮状痰，胸满如窒，心悸气短，按之见双下肢膝关节以下有轻微凹陷性水肿，脉滑数，舌苔黄白腻，舌边见瘀斑。此为痰热瘀阻、脾肾阳虚之证。脾肾阳虚，水饮上犯，故见心悸气短、胸满如窒。选苓桂术甘汤治之，痰热阻肺，咳黄痰，以小陷胸汤治疗。两方合用，当为贴切。

处方：茯苓 40 克，桂枝 10 克，白术 12 克，黄连 6 克，瓜蒌壳 18 克，枳壳 10 克，半夏 15 克，海蛤壳 15 克，杏仁 10 克，苏子 10 克，炙甘草 6 克。

嘱患者服药 5 剂，以观疗效。患者诉自服用中药后小便量明显增加，夜间 3 ～ 4 次，量多，咳嗽咳痰明显好转，夜间有少量黄色黏痰，活动后胸闷气短症状明显改善。现能下床自行活动，也无明显心悸胸闷症状，已经摆脱心电监护、卧床不起的状态。查体，脉搏 74 次 / 分，血压 120/70 毫米汞柱，舌苔已经明显消退，双下肢无水肿。3 ～ 5 天后，心力衰竭症状明显纠正，肺部感染情况明显得到控制，这就是经方的魅力所在。

笔者运用此方在临床治疗很多疾病，其疗效绝非偶然。笔者也曾用当归芍药散加味治疗术后肠粘连导致腹痛数月的患者，见效也不比西医用灌肠等方法慢。正如当代名老中医熊继柏先生认为，中医治疗疾病，唯临床急救和手术不堪比之外，其余皆不比西医疗效差。当然，这需要中医师有扎实的理论基础，丰富的临床经验，敏捷的临床思维应变能力。

六味地黄治消渴

病案

郑某，男，46岁，已婚，汉族，四川乐至人，保安。因间断口干、多饮、多尿2年，加重3周，前来就诊。患者自2012年起感口干、多饮、多尿、体重下降、乏力等不适，就诊于自治区人民医院，发现血糖升高（具体不详），并住院治疗，诊断为2型糖尿病，予以二甲双胍及输液治疗，症状缓解及血糖平稳后出院，出院后口服二甲双胍0.5克，每日3次，治疗1个月，多次复查血糖均正常，遂自行停药。之后上述症状多次发作，2013年8月曾在笔者处治疗，经服用二甲双胍片、格列齐特片、糖适平等药物治疗后好转，出院后未予控制饮食，血糖时高时低，症状反复发作，不规律服用二甲双胍治疗。3周前患者自觉明显消瘦、乏力、口干、多饮、夜尿增多，自行服药治疗后无好转，1周前于四川华西医院西藏成办分院就诊。测空腹血糖31.62毫摩/升，住院治疗3天，症状稍缓解，但血糖仍然较高（具体不详），且给予患者诺和灵30R注射，患者惧怕胰岛素治疗，又因工作原因不能继续住院，回拉萨后来笔者处就诊。门诊以2型糖尿病收住院。此次就诊，患者神志清，精神欠佳，睡眠差，食欲尚可，大便正常，小便量多，体重下降（具体不详）。

此患者为典型的2型糖尿病，诊断明确，患者只愿意服药，不愿意注射胰岛素，入院后查空腹血糖16.9毫摩/升；B超提示，胆囊壁增厚毛糙，胸部正位片未见异常；心电图未见异常；尿常规示：葡萄糖+++，蛋白质++；血常规未见异常；血生化示，乙肝"小三阳"，静脉空腹血糖21.3毫摩/升。入院后仍给予口服二甲双胍片、格列齐特片，静脉滴注丹红注射液以及补液等治疗 4 天，症状无改善，仍有口干、多饮等不适症状，且血糖未得到控制，指尖空腹血糖最高为 19.5 毫摩／升，指尖餐后血糖最高为 16.9 毫摩／升，现血糖控制欠佳。建议患者服用中药治疗，根据中医辨证，患者口干、多饮、多尿、消瘦乏力、舌苔薄黄、脉细数。

拟：六味地黄丸合白虎汤加味。

处方：地黄 20 克，山药 15 克，山茱萸 15 克，牡丹皮 10 克，泽泻 10 克，石膏 30 克，知母 10 克，花粉 15 克，黄连 9 克。

嘱患者服用 5 剂，二甲双胍、格列齐特减量为各 1 片，以观疗效。患者服药 2 天后，血糖缓慢下降，指尖空腹血糖控制在 4.0～7.5 毫摩／升，指尖餐后血糖控制在 9.2～10.5 毫摩／升。患者住院期间共服用 15 剂中药，现精神转好，口干、多饮等不适症状消失，复查尿蛋白阴性。遂带中药（参芪地黄汤加味）出院。嘱出院后控制饮食，加强体育锻炼，定期复查血糖、尿常规情况。

本病西医诊断为 2 型糖尿病，从患者的症状进行分析，中医即可诊断为消渴，说到消渴，《医学三字经》载："消渴症，津液干。七味饮，一服安。"此处之七味饮就是六味地黄丸加味的处方。本病病程较长，有口干多饮、溲多而频的上消见证；又有形体消瘦、乏力的中消见证。笔者想到了《中医内科学》中的内容，但书上涉及治疗肺热伤津的消渴方和治疗胃热炽盛的玉女煎，在选择两方时有些犹豫，参考张仲景的《金匮要略》"男子消渴小便反多，以饮一斗，小便一斗，肾气丸主之"，叶天士的《临症指南医案》"三消一证，虽有上、中、下之分，其实不载阴亏阳亢，津涸热淫而已"，再结合患者的症状，考虑补肾阴之六味地黄汤是很好的方剂，再合白虎汤加黄连、花粉清热滋阴，二方合用，取效甚佳。其实这里笔者还借用了焦树德先生的经验，焦老在《方剂心得十讲》中说道："我治疗消渴，用本方（肾气丸）去附子加五味子、玄参、天花粉，特别重用地黄，上消及中消明显者再加生石膏 30～40 克，葛根 10 克，常常取得良好效果。"

中医治疗糖尿病的近期疗效非常满意，有待我们临床观察其远期疗效的效果。当然，这可能与患者的饮食习惯、生活方式、体育锻炼、服药情况等有密切关联。作为医生，不能只知道开处方，更应该与患者沟通，让患者认识到糖尿病的发展、预后，以及了解本病的常规保健常识。

一贯煎治疗胁痛

病案

王某，女，24 岁，已婚，汉族。因咳嗽、咳痰伴胸痛 1 周收入笔者处。患者 1 周前因受凉后出现咳嗽，咳少量黄色黏痰，易于咳出，无血丝混杂，并感双侧胸痛，咳嗽或夜间疼痛尤剧，同时感胸闷气紧，无寒战高热、低热盗汗、鼻塞流涕咽痛、心悸、夜间阵发性呼吸困难等不适症状。在院外自行口服感冒药治疗（具体不详），症状无缓解，故来笔者处就诊，门诊以急性支气管炎收住院。发病以来，神志清，精神可，夜休欠佳，食欲尚可，大小便正常，体重无变化。

入院后查体：体温 36.3℃，脉搏 80 次 / 分，呼吸 20 次 / 分，血压 110/80 毫米汞柱，咽不充血，双侧扁桃体无肿大，双肺听诊未闻及干湿啰音。

入院后诊断：急性支气管炎。

给予头孢呋辛钠、左氧氟沙星注射液进行抗感染治疗，以及口服止咳化痰的复方甘草片、氨溴索口服液等药物治疗。次日辅助检查返回，CT 提示，双侧胸腔少量积液；血常规、血生化未见明显异常。

1 周后咳嗽、咳痰症状明显好转，但仍感两侧胸痛，深呼吸、活动时疼痛明显。查体，两侧胸壁无皮损，腋中线第 7 ～ 8 肋间有轻微压痛，考虑为肋间神经痛。先后给予口服双氯芬酸钠缓释片（英太青）、卡马西平、维生素 B_1 治疗，3 天后症状仍无好转。经目前输液、口服药物治疗效果欠佳，停用口服药物，停用抗生素，给予维生素 C，维生素 B_6 输液治疗，并给予中药治疗。经中医辨证后，患者两侧胸痛，深呼吸、活动时疼痛加重，舌苔有裂纹，舌上无苔，脉细数。

拟：一贯煎加味。

处方：沙参 15 克，麦冬 15 克，地黄 20 克，当归 15 克，枸杞 15 克，白芍 18 克，炙甘草 10 克，延胡索 18 克，川楝子 9 克，郁金 15 克，瓜蒌壳 15 克，麦芽 15 克。

嘱患者服药 5 剂，以观疗效。患者服药 3 天后胸痛症状较前明显好转，复查胸部 CT 提示，双肺纹理清晰，双侧胸膜未见增厚，胸腔未见积液。患者目前治疗有效，嘱其继续服用中药治疗，病愈出院。

胁痛是以一侧或两侧胁肋部疼痛为主要表现的病证，有肝郁气滞、肝胆湿热、瘀血阻络、肝络失养四个证型。此患者，胁肋无走窜疼痛，无情志改变，不考虑肝郁气滞；无湿热的舌脉表现，肝胆湿热不在辨证论治的范围。笔者在诊治此患者时，见其痛处固定，且有拒按，入夜为甚的表现，想到了用血府逐瘀汤加味治疗，但患者无舌质紫暗，无沉涩之脉象，且其舌苔见裂纹（如稻田干涸后的裂纹，纵横交错），切其脉细数，当为肝阴虚，肝络失养的表现。笔者针对患者的主症、舌苔、脉象，故拟一贯煎补肝肾之阴，合芍药甘草汤以柔肝缓急止痛，再加金铃子散以止痛治其表，效果显著。

肠粘连辨证选方

病案

某藏族中年女性，牧民。主诉间断上腹部疼痛 8 年，加重 1 个月入院。患者 21 年前在阿里地区人民医院行子宫切除术、阑尾切除术，8 年前在成都某医院行胆囊切除术。自第2次术后开始感上腹部疼痛，呈阵发性，伴上腹部胀满不适，以餐后为甚，并有恶心，无反酸、吞咽困难，无腹泻等不适。患者不规律服用藏药以及西药奥美拉唑胶囊等药物，或在当地医院输液治疗，症状可以好转，但稍有饮食不慎病情即复发。1个月前症状再发，伴有食欲下降，恶心呕吐，呕吐后腹痛、腹胀症状稍有好转，大便2～3天1次，质稍硬。在当地医院输奥美拉唑等药物治疗，腹痛、恶心呕吐缓解，但仍感腹胀，以上腹部为主，故来笔者处就诊，门诊以慢性胃炎收住院。入院后第2天做胃镜提示，慢性浅表性胃炎。笔者以慢性胃炎治疗，给予兰索拉唑静脉输液，以及口服促进胃动力药物治疗4天，症状无改善，后拍腹部平片提示见多发小气液平面，考虑为不完全性肠梗阻。从患者手术史分析，考虑为术后肠粘连，内科住院部遇到这种病，没有特别的办法，故为患者开中药治疗。

笔者曾治疗一例术后肠粘连患者，以当归芍药散加味治疗而愈，而此患者以腹胀为主要表现，用上方不合适。患者舌苔薄白，脉沉，上腹部重按有压痛，细思，《伤寒论》载："发汗后、腹胀满者，厚朴生姜半夏甘草人参汤主之。"数年前读《陈瑞春读伤寒》一书，陈老就用此方治疗胃切除术后的腹胀，陈老说："病因虽不同，而病症相同，发汗后，腹胀满，应着眼于脾胃气虚，中焦壅滞，而患者手术后腹胀，亦属脾胃气虚，中焦不畅，为虚寒痞满证，故用厚朴生姜半夏甘草人参汤加味取效。"于是选用此方加味治疗。

处方：厚朴20克，半夏15克，干姜10克，大枣10克，党参15克，陈皮10克，木香10克，炙甘草6克。

嘱患者服药4剂，以观疗效。因中药房没有生姜，故在此选用干姜以温胃散寒，上方服用次日，患者腹部胀满症状明显改善，饮食增加，后服用上方8剂，病愈。

临床医生读医学书籍的目的，就是通过学习他人的经验、方法、思维方式，而后反复思考，将读过的书消化、吸收并以此转化为自己的东西，这样日积月累，融会贯通，学以致用，方有进步。

柴芍龙牡疗心悸

立"中医药在病房中的运用"为题，绝非为了标新立异、吸引读者眼目，而是通过一个个鲜活的真实案例，以此阐明诊断疾病的临床思维和遣方用药的思路，并以此表明中医治病的优势。

病案

某女，藏族，52 岁，已婚，西藏昌都人，牧民。因间断头痛、头晕 5 年余，阵发性心悸 2 个月，来笔者处诊治。患者 5 年前无明显诱因感头痛，以全头间歇性胀痛为主，无头晕、耳鸣、视物旋转、晕厥，到当地医院就诊，测血压为 180/100 毫米汞柱，诊断为高血压病。给予藏药口服后上述症状可缓解，近 5 年来头痛症状反复发作，患者间断服用去痛片治疗，头痛亦可以缓解。于 2 个月前患者受精神刺激后（女儿病逝），感上述症状明显加重，血压波动在 150～180/90～100 毫米汞柱，伴阵发性心悸、睡眠差，每晚只能入睡 3～4 小时，无心前区疼痛、呼吸困难、恶心呕吐、偏瘫失语、肢体麻木、运动障碍。来笔者处就诊，门诊以高血压病收入院。患者神志清，精神欠佳，饮食下降，大小便无特殊，体重无明显变化。患者既往无糖尿病病史，否认肝炎、结核病史，无药物过敏史、手术史、外伤史，无不良生活嗜好。育有 1 子 4 女，50 岁绝经。

入院后查体：体温 36.5 ℃，脉搏 84 次 / 分，呼吸 18 次 / 分，血压 160/100 毫米汞柱。步入病房，颈软，无抵抗，瞳孔等大等圆，对光反射灵敏，皮肤及巩膜无黄染，双肺呼吸音清，未闻及干湿啰音，心界不大，心率 84 次 / 分，律齐，未闻及杂音。腹部平坦，未见胃肠形及蠕动波，未见静脉曲张，剑突下无压痛，无反跳痛及肌紧张，肝脾不大，墨菲征（-），肠鸣音 3 次 / 分，双下肢不肿。自治区人民医院血常规及生化正常（入院前 2 天检查结果）。

入院后诊断：①高血压病；②心悸待查。

入院后给予苯磺酸氨氯地平片 5mg，氯沙坦钾片 50mg，均每日口服 1 次，经治疗后第 3 天，血压控制较好，在 140/90 毫米汞柱以下，但仍有心悸不适，且以夜间不能入睡时为主。完善相关检查后，经科主任查房，排除了靶器官损害，仔细询问患者疾病情况，患者有夜间手足心出汗、口干不适的症状，考虑为更年期综合征。治疗上给予中医治疗，根据中医四诊后，患者体型消瘦，舌苔红绛色，舌上无苔，脉细数，此为肝肾阴虚，挟有肝郁气滞，本应以滋水清肝饮治疗，且为正治之法，因笔者擅用陈源生先生的柴芍龙牡汤，故以此方治疗。

处方：柴胡 15 克，白芍 24 克，龙骨 24 克，牡蛎 24 克，玉竹 15 克，茯苓 15 克，炙甘草 6 克，地黄 20 克，合欢皮 15 克，知母 15 克，黄柏 10 克，枣仁 15 克。

嘱患者服药 5 剂，以观疗效。患者服药后第 2 天晚上，睡眠、出汗症状改善，唯有口干，嘱继续服药治疗，患者 5 剂药服完，诸症消失，后患者要求带药出院，因患者回阿里地区，且坐飞机回家，不能带煎好的药物，只能"口传心授"的教患者家属煎煮中药的方法。后带上述中药 7 剂出院。2 个月后随访，患者服完上药后未再复发。

治疗疾病，不应以病名来套方，更年期综合征是西医病名，中医学中没有此病名，而患者素有头痛头晕病史，再有体型消瘦，即患者为肝阳上亢，肝肾阴虚之体，若临床无心悸症状，可选用天麻钩藤饮、镇肝熄风汤等镇肝潜阳之方剂。而此患者主要以心悸为主，兼有手足心出汗、口干等不适，且其诱因为情志所伤，此阴虚之体挟肝郁，故治疗选用柴芍龙牡汤。方中柴胡疏肝解郁；白芍、地黄、龙骨、牡蛎滋阴潜阳；茯苓、枣仁、合欢皮宁心安神；玉竹味甘而多汁，以缓肝见长；知母、黄柏以培本清源之效；甘草调和诸药。故收效颇佳。

此次用中医治愈阿里偏远地区百姓的疾病，笔者心中不甚喜悦，这是中医疗效的真实结果，对中医的普及有很好的作用，更为牧区节约了医疗资源，具有一定的积极意义。

秦艽鳖甲阴虚咳

病案

某男，藏族，65 岁，已婚，西藏措勤县人，退休职工。因咳嗽、胸痛 20 天来笔者处就诊。患者于 20 天前感冒后出现咳嗽，咳少量白色黏痰，并感左侧胸痛，呈阵发性隐痛，咳嗽时疼痛加重，同时伴夜间出汗，无寒战高热、铁锈色痰、呼吸困难、咯血、心悸胸闷等不适症状。患者在其他诊所输液治疗 1 周（具体诊断及用药不详），症状无好转，故来笔者处就诊。门诊胸片提示，两侧中下肺感染性病变，门诊以肺炎收住院。发病以后，神志清，精神欠佳，睡眠差，食欲尚可，大小便正常，体重无变化。患者于 4 年前曾在外院诊断为结核性胸膜炎，经治疗后好转。否认高血压病、糖尿病病史，否认肝炎、伤寒病史，无药物过敏史、外伤史、手术史，无烟酒史。已婚，育有 2 女。

入院后查体：体温 37.4 ℃，脉搏 70 次 / 分，呼吸 20 次 / 分，血压 140/70 毫米汞柱。步入病房，体型消瘦，口唇发绀，颜面无水肿，咽红，双侧扁桃体不肿大，颈静脉无怒张，左下肺呼吸音低，可闻及散在湿啰音，未闻及哮鸣音。心界不扩大，心率 70 次 / 分，律齐，未闻及杂音。腹部平坦，无压痛，肝脾不大，移动性浊音（-），肠鸣音 5 次 / 分。双下肢无水肿，甲床发绀。

入院后诊断：肺炎。

给予头孢呋辛钠、左氧氟沙星注射液抗感染治疗，以及氨溴索口服液、甘草片止咳化痰等治疗。入院后做胸部 CT 提示，两肺陈旧性肺结核，左下肺感染性病变。心电图示，心率 70 次 / 分，窦性心律，三大常规未见异常。血生化未见异常。科主任查房后诊断及意见，左下肺炎，陈旧性肺结核明确，治疗仍以目前方案为主。

患者经用上述药物治疗 6 天，咳嗽咳痰症状较前好转，但仍感左侧胸痛，夜间出汗。查体，入院后每天监测体温均正常，现双肺呼吸音粗，左下肺可闻及少量湿啰音。患者目前肺部感染得以控制，但胸痛、出汗症状无好转，给予患者服用中药治疗。经中医辨证，患者消瘦，舌红绛，舌上无苔，脉沉细，一派阴虚内热之象。

处方：秦艽 15 克，鳖甲 15 克，地骨皮 15 克，银柴胡 10 克，当归 10 克，知母 15 克，黄连 9 克，枳壳 10 克，郁金 15 克，瓜蒌壳 15 克，半夏 15 克。

嘱患者服药 5 剂，以观疗效。并停用抗生素，给予输入能量药物，患者服药 2 天，上述症状明显好转，5 剂药服完后，胸痛出汗症状虽然好转，但舌脉如前，并偶有少量咳嗽，咳痰。

处方：秦艽 15 克，鳖甲 15 克，地骨皮 15 克，银柴胡 10 克，当归 10 克，知母 15 克，川贝 10 克，黄连 9 克，郁金 15 克，瓜蒌壳 15 克，半夏 15 克。

患者服用 5 剂药后症状消失，自觉已无不适症状，不愿意再继续服用中药，嫌药苦难咽，出院时给予口服百令胶囊 2 克，每日 3 次，嘱其服用 1 个月。复查胸部 CT 左肺感染性灶已经完全吸收。

此患者素体有陈旧性肺结核病史，再结合舌脉，可知为肺阴虚，再兼有胸痛不适，笔者选用秦艽鳖甲散合小陷胸汤加味治疗，方中鳖甲、知母、当归滋阴养血；秦艽、柴胡、地骨皮、青蒿清热除蒸；黄连、枳壳、郁金、瓜蒌壳、半夏清热祛痰、行气止痛。诸药合用，故取效较好。后方再加枳壳辛温行气；川贝清热化痰。故诸症得愈，因患者不愿再继续服用中药治疗，故以百令胶囊，此胶囊为冬虫夏草的散剂，以补肺善其后。

口疮奇效石菖蒲

病案

梁某，男，28 岁，已婚，汉族，河南人，职工。因咳嗽、咳痰伴咽痛 3 天，来笔者处就诊。患者 3 天前因淋雨受凉后出现咳嗽，呈阵发性，夜间较甚，并有咳痰，量中等，痰为黄色黏痰，无血丝混杂，咳嗽时感气短，并感畏寒发热，伴咽痛、流涕、全身酸痛乏力，无恶心、呕吐，无腹痛、腹胀。在其他诊所输液治疗（具体用药不详），症状无明显缓解，近日咳嗽咳痰加重，咳痰量较多，并伴有血丝混杂，遂来笔者处就诊。门诊做胸片提示，未见明显异常；血常规示，白细胞 3.9×10^9/L，淋巴细胞 1.0×10^9/L，中性粒细胞 2.5×10^9/L。在门诊输液治疗后症状减轻，晚上症状再次加重，并伴有头痛、头晕，门诊以急性支气管炎收住院。患者此次发病以来，神志清，精神欠佳，睡眠饮食可，大小便无特殊，体重无明显变化。

既往史：曾于 2009 年在咸阳患甲型 H_1N_1 流感，在咸阳市二院诊断为确诊病例，经治疗后痊愈。10 年来反复发生口腔溃疡，口服药物后可以好转。无高血压病、糖尿病病史，否认肝炎、结核病史，无药物过敏史，无手术史及外伤史，无烟酒史。已婚，尚未生育，配偶体健。

入院后查体：体温 36.6℃，脉搏 98 次/分，呼吸 20 次/分，血压 100/70 毫米汞柱。患者神志清，精神欠佳，发育正常，营养良好，自主体位，查体合作，对答切题。患者口唇黏膜略干燥，咽红，右侧咽峡部可见大小约 0.8cm×1.0cm 大小的溃疡面，双肺呼吸音粗，未闻及干湿啰音，心界不大，心率 98 次/分，律齐，未闻及杂音。腹部平坦，未见胃肠形及蠕动波，未见静脉曲张，无压痛、反跳痛及肌紧张，肝脾不大，墨菲征（－），肠鸣音 4 次/分，生理反射存在，病理反射未引出。

入院后诊断：①急性支气管炎；②阿弗他溃疡。

入院后给予头孢呋辛钠、奥硝唑以及维生素 C 等药物输液治疗，并口服维生素 B_2 等药物治疗 1 周后，患者诉未再咳嗽咳痰，但仍感咽部疼痛。查体，见右侧咽峡部溃疡面未见好转，有触痛，经抗炎治疗效果欠佳，给予中医药治疗。患者舌苔黄、微腻，舌上有裂纹，脉弦细。

拟：清胃散加减。

处方：地黄 20 克，当归 15 克，升麻 9 克，黄连 9 克，石膏 30 克，蒲公英 20 克，板蓝根 20 克，藿香 15 克，佩兰 15 克，石菖蒲 20 克，玄参 15 克，麦冬 15 克，牡丹皮 12 克，川牛膝 15 克。

嘱患者服药 1 周，以观疗效。1 周后患者右侧咽峡部溃疡面好转，大小约 0.2cm×0.5cm 的溃疡面，用棉签擦拭局部无压痛。继续服用中药治疗 1 周，溃疡痊愈。

患者住院治疗近 1 个月，目前无咳嗽咳痰，咽喉部溃疡面基本恢复，今日出院，嘱出院积极预防感冒，少食辛辣刺激性食物。

本病的主要病理机制在于"邪热炽盛，郁火熏蒸，血液胶凝"，笔者多选用导赤散、清胃散、玉女煎加味治疗，取效多佳。

处方：地黄 20 克，竹叶 10 克，升麻 9 克，黄连 9 克，当归 10 克，牡丹皮 10 克，石膏 20 克，玄参 15 克，麦冬 15 克，川牛膝 10 克，石菖蒲 15 克，藿香 15 克，佩兰 15 克，板蓝根 15 克，蒲公英 15 克，炙甘草 6 克。

本方药味较多，但组方立意明确，《黄帝内经》中就有论述，如"岁金不及，炎火乃行，……民病口疮""少阳之复，大热将至，火气内发，上为口糜"指出了其病因为火、热。陈士铎《石室秘录》载："口舌生疮，……乃心火郁热，……用黄连 3 钱、菖蒲 1 钱，水煎服，一剂而愈，神方也。此方不奇在黄连，而奇在菖蒲。"舌为心之苗，心经郁火上炎则致口舌生疮，黄连味极苦，性大寒，有泻火解毒之功，为治火之主药，尤长于清泻心火。石菖蒲辛温芳香，其性走窜，为心经之引药，与黄连同用，苦直折上炎之心火，辛温发散内蕴之郁热，使心火郁热清泻无遗。

病案

孙某，男，28 岁，汉族，未婚。体型偏胖，间断口腔溃疡 2 年。患者近 2 年来常在换季时舌边、口腔黏膜出现溃疡，伴有疼痛，初期用冰硼散外用有效，时间稍长效果欠佳，后用口腔溃疡散有效，时间稍长无效，又用意可贴有效，后又无效，辗转反复 2 年之久，现长期服用维生素 B_2，并无效果，颇为苦恼。经介绍来笔者处就诊。患者舌苔薄黄，脉沉，舌边有齿痕，大便稍溏，小便不黄，无口干多饮。后背部有少许散在红色丘疹，无瘙痒。此为脾胃湿热。

拟：半夏泻心汤加味。

处方：半夏 10 克，黄芩 10 克，黄连 9 克，干姜 9 克，党参 15 克，大枣 10 克，炙甘草 6 克，石菖蒲 20 克，牡丹皮 10 克，茯苓 15 克，升麻 10 克，地黄 15 克。

嘱患者服药 5 剂，5 天后，舌边及黏膜的溃疡基本痊愈，患者诉此药有安眠的作用，自服药后睡眠也较前改善，嘱继续服用上药 5 剂，病愈。此患者脾胃气虚兼有湿热为患，故有口疮，治疗以半夏泻心汤辛开苦降，取党参、茯苓、大枣、炙甘草健脾益气；黄连、黄芩、牡丹皮、清热除湿；妙在半夏、干姜之辛温之品，为辛开之剂；石菖蒲不但为心经之引经药，更是芳香化湿之佳品；地黄滋阴凉血，以防温燥太过。诸药合用，故取效颇佳。

对于此疾的外治法，《石室秘录·口疮》载："口舌生疮者，乃心经热也，宜用黄连、黄芩之类，凉散之自愈。今不用，用黄柏一钱，僵蚕一钱，枳壳烧灰五分，炙甘草末五分、薄荷末五分，冰片三厘，山豆根五分，各为末绝细。渗上，一日渗三次。第一日即少快，明日痊愈，神方也。以上皆上治之法也。"此法临床可资借鉴。

气阴两虚见肿瘤

病案

某女，藏族，51 岁，已婚，那曲嘉黎县人，牧民。因头痛伴恶心、呕吐 1 个月前来就诊。患者 1 个月前无明显诱因出现左侧头痛，呈持续性涨痛，阵发性加剧，伴有头晕，左耳内疼痛，无耳鸣，伴有恶心呕吐，呕吐物为胃内容物，无咖啡样液体混杂，并感乏力、纳差、发热（体温未测），无心慌胸闷、视物旋转、意识障碍及肢体活动障碍，无咳嗽咳痰。患者于 2014 年 12 月 5 日（入院前 4 天）在四川大学华西医院住院治疗，诊断为侧颅底沟通性肿瘤、脑脓肿、左侧周围性面瘫。拟行手术治疗，患者放弃手术，于 12 月 8 日出院，来笔者处就诊，门诊收入院。自发病以来，神志清，精神差，饮食及睡眠欠佳，大便 3～4 天 1 次，无黑便，小便量少，体重下降明显（具体不详）。

既往史：左侧面神经麻痹史 8 年，未规律诊治。否认高血压病、糖尿病病史，否认肝炎、结核等传染病史，无手术史、外伤史，输氨基酸液时头痛加重，末次月经 43 岁。已婚，爱人体健，育有 2 子，均体健。

入院后查体：体温 36.0℃，脉搏 78 次 / 分；呼吸 19 次 / 分，血压 130/80 毫米汞柱。轮椅推入病房，自动体位，查体合作，体型消瘦，精神差，瞳孔等大等圆，对光反射存在，左侧额纹消失，左眼闭合不全，口角右偏，张口困难，伸舌居中，咽部充血，左侧耳后皮肤溃烂，无脓液流出，颈软、无抵抗，双肺呼吸音清，未闻及干湿啰音，心律齐，无杂音，腹部凹陷，剑突下压痛，无反跳痛及肌紧张，移动性浊音（-），四肢肌力可，生理反射存在，病理征未引出。

辅助检查：2014 年 12 月 5 日在四川大学华西医院检查，头部核磁共振提示，侧颅底沟通性肿瘤、脑脓肿、左侧周围性面瘫；胸部 X 线提示，未见确切异常；血常规示，红细胞 4.91×10^{12}/L，血红蛋白 137g/L，红细胞压积 0.4，血小板 253×10^9/L，白细胞 8.88×10^9/L，O 型 RH 阳性，凝血全套未见异常；乙肝五项、梅毒、丙肝、HIV 均阴性；肝功能示，白蛋白 38.7g/L，血糖 5.27mmol/L，血尿素氮 2.1mmol/L，肌酐 43μmol/L，尿酸 85μmol/L；血脂未见异常；电解质检查示，钠 134.8mmol/L，钾 3.66mmol/L，氯 93.4mmol/L。

入院后诊断：①侧颅底沟通性肿瘤；②脑脓肿；③左侧周围性面瘫；④慢性胃炎。

入院后给予美罗培南、奥硝唑注射液抗感染治疗，并间断输注白蛋白、脂肪乳加强营养支持治疗。12 月 17 日，患者头痛、恶心呕吐症状明显改善，后又感咽喉部疼痛不适，且始终精神较差，如厕时需家人扶持，左侧头、耳内疼痛不能缓解，大便 1 周未解。遂给予配合中药治疗，根据中医理论，症见患者体型瘦羸，精神极差，动则气不足以息，左侧头痛、左耳内疼痛，口角歪斜，舌质红而瘦小，舌上无苔，脉细软，此患者发病 1 个月，开始以头痛呕吐为主，虽经治疗，症状有好转，但表现为一派气阴两虚的症候。

拟：百合固金汤加味。

处方：百合 20 克，生地黄 15 克，熟地黄 15 克，玄参 15 克，川贝 10 克，桔梗 10 克，麦冬 15 克，当归 10 克，西洋参 10 克，火麻仁 20 克，炙甘草 6 克。10 剂。

每剂煎成 3 包（每包量约 200 毫升），每日 3 次，每次 1 包。再配以六神丸 10 粒，每日 3 次。患者上述药物服完，大便通，精神明显好转，咽喉部疼痛、头痛明显好转，唯感左侧耳内疼痛缓解不明显。目前治疗有效，舌脉同前。

拟：香贝养荣汤加味。

处方：西洋参 10 克，白术 10 克，茯苓 15 克，陈皮 10 克，熟地黄 15 克，当归 15 克，白芍 15 克，川芎 6 克，浙贝母 10 克，桔梗 10 克，香附 10 克，玄参 15 克，麦冬 15 克，火麻仁 20 克，炙甘草 6 克。15 剂。

每日 3 次，每次服用 1 包，患者服药后症状明显改善，精神较好，食欲较好，大便 1～2 日 1 次，睡眠较好，唯有耳内疼痛，但较轻微，予第 2 次处方带药出院，嘱若有不适即来门诊随诊。

柴芍龙牡疗不寐

病案

　　某男，藏族，56岁，那曲县人，退休职工。因近3天睡眠差来笔者处治疗。患者于3天前无明显诱因出现睡眠差，伴夜间出汗多，无头痛、头晕，无胸闷、气短，无寒战高热、夜间阵发性困难、肢体活动障碍、腹痛腹泻，未治疗，今来笔者处就诊，门诊以自主神经紊乱收住院。自发病以来，神志清、精神可，饮食欠佳，睡眠差，二便正常，体重无明显变化。10年前曾患中耳炎、鼻窦炎，经治疗后好转。1年前右侧大腿骨折，行手术治疗。

　　既往史：否认高血压病、糖尿病病史，否认肝炎、结核等传染病，无食物及药物过敏史，有吸烟史15年，每天吸烟3包，偶有饮酒，已婚，育有2女。

　　入院后查体：体温36.7℃，脉搏98次/分，呼吸20次/分，血压150/100毫米汞柱。患者精神可，步入病房，瞳孔等大等圆，对光反射灵敏，口唇稍发绀，咽部无充血，双侧扁桃体无肿大，双肺呼吸音清，双肺未闻及干湿啰音，心界范围无扩大，心律齐，未闻及杂音，腹平软，无压痛，反跳痛及肌紧张，双下肢无水肿。生理反射存在，病理反射未引出。

　　辅助检查：肝功能轻度异常之外，胸部X线片、甲状腺功能五项、血常规、血沉、心电图、心脏超声检查未见异常。

　　入院后诊断：①自主神经紊乱；②高血压病。

　　此患者入院后西医给予艾司唑仑治疗，但效果不明显，又口服安神补脑液，也无效，静脉滴注改善循环、保肝药物，但失眠、出汗仍不好转，遂给予中医药治疗。患者失眠，每晚只能入睡3小时左右，伴上半身出汗，尤以胸背部、手心出汗较多，舌苔薄黄，脉弦。

　　拟：酸枣仁汤合温胆汤加味。

处方：酸枣仁 30 克，知母 10 克，川芎 9 克，茯苓 15 克，炙甘草 6 克，半夏 10 克，陈皮 10 克，枳实 10 克，竹茹 10 克，黄连 6 克，龙骨 30 克，牡蛎 30 克。

嘱患者服药 7 剂，以观疗效。患者服药 3 天后，睡眠明显改善，每晚能入睡 5～6 小时，出汗稍有好转。但患者治疗期间因感冒出汗后又复作，舌苔仍薄黄。

拟：柴芍龙牡汤加味。

处方：柴胡 15 克，白芍 24 克，龙骨 24 克，牡蛎 24 克，茯苓 15 克，玉竹 12 克，浮小麦 30 克，枣仁 30 克，炙甘草 6 克，夜交藤 30 克，合欢皮 10 克。

患者服药 1 周，出汗明显好转。出院时带第 2 个处方 1 周的量出院，1 个月后随访，药服完后症状未在发作。

过敏性休克抢救

这篇文章是笔者在内科门诊时的一个病案，并非运用中医中药治病的病案记录，而是急诊病案的翔实案例，这里不是介绍休克时抢救用药的经验，而在于提醒医生、护士在工作时要谨慎。今摘录于此，供同仁参考运用。

某日上午，一位老年男性患者有气无力地趴在笔者的诊断桌上，手里拿着一次性纸杯，不停地呕吐，见此情况，笔者让其他患者避开。询问病情，患者家属代诉，昨日上午患者无诱因开始出现恶心呕吐，呕吐少量黄色液体，无咖啡色液体以及鲜红色血液，伴脐周疼痛，呈阵发性，于昨日下午解黄色糊状便 1 次，无畏寒发热、头痛头晕、肢体发麻、运动障碍、偏瘫失语、腹泻、黑便、黄疸等不适症状，患者发病以后神志清，精神欠佳，食欲下降。追问病史，患者于半个月前有同样症状，经门诊输液治疗后好转；5 年前曾行胆结石手术，术后常感上腹部胀满不适。

查体：血压 140/80 毫米汞柱，巩膜无黄染，心肺听诊未见异常，腹部平软，剑突下及脐周压痛，无反跳痛及肌紧张，肠鸣音 5 次/分。

患者极度不适，不愿做任何检查，且告诉笔者半个月前症状发作是通过输液进行治疗，所以这次要求如法炮制。在医生的眼里，这种方法很危险且不符合诊疗常规，但此患者很执着。

此患者呕吐原因不明确，初步诊断：①急性胃炎；②急性胰腺炎；③胆囊切除术后综合征。

治疗给予头孢曲松钠 3 克加生理盐水 100 毫升静脉滴注；奥美拉唑（洛赛克）40 毫克加生理盐水 100 毫升静脉滴注；5% 葡萄糖 250 毫升加维生素 B_6 0.2 克静脉滴注。患者第 1 组输入头孢曲松钠后无不适，输第 2 组奥美拉唑，输到一半左右时，门诊护士发现患者表情淡漠，呈嗜睡状态，呼之能应。护士意识到病情的危重，立即来电通知了笔者。笔者赶到输液室时，患者已行面罩吸氧，血压 60/40 毫米汞柱，脉搏速弱，瞳孔等大等圆，考虑休克，原因暂不清楚。立即推至急诊科抢救，停用目前液体（奥美拉唑组，考虑过敏性休克），给予心电监护。心电图示，心率 108 次/分，窦性心律。加大补液量，建立第 2 个静脉通道，并立即给予肾上腺素注射液 1 毫克，肌内注射；地塞米松磷酸钠注射液 10 毫克，静脉推注。经上述处理后，患者此时皮肤开始呈现片状红斑，并自诉全身皮肤瘙痒，尤以胸背部、四肢为主，再给予肌内注射异丙嗪注射液 25 毫克。患者经上述处理 10 分钟后，神志清，精神稍差，但仍诉皮肤瘙痒，此时血压 110/70 毫米汞柱，再经补液后患者无不适，好转离院。

此患者，先有休克的临床表现，后有皮肤过敏症状，且休克症状来得如此悄无声息，让医生措手不及，患者家属惶恐不安，患者更是痛苦不已，但护士明察秋毫。笔者认为护士巡视输液患者，对于观察、发现患者的过敏情况、输液反应、病情变化起到至关重要的作用。因此，谨以此文，献给所有奋斗在一线的白衣天使，并在此说一声："您们辛苦了！"